教育部人文社会科学研究“大美育观下艺术治疗对青少年发展的
价值新释与证成研究”项目资助（项目编号：23YJA760097）

感情模型戏剧治疗

[韩] 朴美丽 著　徐凤萍 译著

Emotional Model in Dramatherapy

by Miri Park

中央民族大学出版社
China Minzu University Press

图书在版编目（CIP）数据

感情模型戏剧治疗 /（韩）朴美丽；徐凤萍译著 . 北京：中央民族大学出版社，2025. 8. -- ISBN 978-7-5660-2519-7

Ⅰ. R493

中国国家版本馆 CIP 数据核字第 2025E5U473 号

感情模型戏剧治疗

著　　者	朴美丽［韩］
译　　著	徐凤萍
责任编辑	周雅丽
封面设计	舒刚卫
出版发行	中央民族大学出版社
	北京市海淀区中关村南大街 27 号　　邮编：100081
	电话：（010）68472815（发行部）　传真：（010）68933757（发行部）
	（010）68932218（总编室）　　（010）68932447（办公室）
经 销 者	全国各地新华书店
印 刷 厂	北京鑫宇图源印刷科技有限公司
开　　本	787 × 1092　1/16　　印张：15.25
字　　数	213 千字
版　　次	2025 年 8 月第 1 版　2025 年 8 月第 1 次印刷
书　　号	ISBN 978-7-5660-2519-7
定　　价	78.00 元

致对戏剧治疗怀抱信任和热情的所有人

数年前，当我首次筹划将我的戏剧治疗实践转化为研讨会形式时，我陷入了对研讨会标题的深思。在这一过程中，我的一位学生提出了一个洞见:“老师的戏剧治疗工作，实质上是一种感情模型。”这一观察让我豁然开朗。我意识到，在与参与者的互动中，我无意识地首先探索了他们的情感状态，并在此基础上，针对所揭示的问题进行了治疗性的干预。自那以后，我致力于将“感情模型戏剧治疗”这一概念具体化和系统化。在同行和学生的关注与反馈下，我持续地观察、思考并实践，这一过程一直延续至今。本书便是这一过程的结晶，它不仅记录了我的个人成长，也反映了我在戏剧治疗领域的学术探索和实践成果。

在四年前出版《发育障碍和戏剧治疗》一书时，戏剧治疗对于许多人来说还是一个相对陌生的概念。然而，随着21世纪被越来越多的人视为治愈的时代，人们对包括戏剧治疗在内的艺术治疗的关注度达到了前所未有的高度。这一现象从一方面来看是令人鼓舞的，因为它标志着我们社会生活质量的提升和大众对心理健康重视的增加。另一方面，它也引起了担忧，因为在这个时代，人们相互之间的伤害、给予彼此的痛苦和疲惫似乎比以往任何时候都要多。因此，为了促进我们社会的明朗与健康，对所有形态的治疗进行更深入的研究和探讨变得尤为重要。治疗的过程需要经过无数次的反复应用和验证，才能证明其确实的效果。这意味着，根据障碍的具体特性，应该提出并实行具体的运作方式。戏剧治疗作为一种专业的手段，其系统化和专业化的发展，以及其在实践中的应用，已经成为学术研究和临床实践的重要方向。

在戏剧治疗这一领域，新加入的从业者往往会感到迷茫和不确定，他们在挑战自我成长之前往往不敢期待他人的引导和帮助。因此，他们在探索这一领域时总是小心翼翼，通过阅读各种书籍来逐步接近戏剧治疗的核心。我比他们更早地接触并经历了戏剧治疗，本书正是为那些对戏剧治疗抱有信任和热情的人士所写，旨在成为他们的指南和向导。

本书的核心价值在于，它不仅汇集了我的个人经验，还包含了我从其他国家戏剧治疗领域的前辈那里学到的宝贵知识。其中，戴维·里德·约翰逊对我的影响尤为深远，他可以说是我的榜样。两年前，我在美国的一个研讨会上首次遇见了戴维，他在工作中的稳重、对学生的温暖关怀以及他的耐心等品质，都是我深感尊敬并渴望学习和效仿的。自那以后，每当我面临决策时，我都会思考："如果是戴维，在这种情况下他会怎么做?"

本书旨在深入探讨戏剧治疗的理论与实践，特别强调了戏剧艺术在治疗过程中的核心地位。

在第一章中，我们简略描述了戏剧治疗的起源和发展，以及如何从戏剧艺术的立场来看待这一治疗形式。我们特别探讨了为了实现治疗目的，需要从斯坦尼斯拉夫斯基、阿尔托、格洛托夫斯基等戏剧理论大师的理论中汲取灵感。斯坦尼斯拉夫斯基的表演训练方法与戏剧治疗作业之间存在着显著的一致性，他的体系强调现实主义原则，主张演员沉浸在角色的情感之中，以达到与观众的情感共鸣。这种沉浸式的体验方法为戏剧治疗提供了一种有效的手段，帮助参与者深入探索和表达自己的情感。而阿尔托和格洛托夫斯基提出的理想的、终极的戏剧，为我们提供了观察戏剧治疗启动方式的框架。他们的理论强调戏剧的直接性和强烈的情感体验，这对于戏剧治疗中情感的触发和表达具有重要意义。

在第二章中，我们将“感情”定义为戏剧治疗的核心概念，并详细阐述了“感情模式戏剧治疗”的理论基础。本章强调了“感情”作为一种治疗工具的重要性，并深入探讨了其在治疗过程中的应用方式与它的必要性。尤其是从科赫特的自我心理学角度出发，本章解释了个体为何需要经历五种情感经验——自怜的悲伤、愤怒、自我厌恶、爱和利他性的悲伤。这些情感经验对于个体的自我发展和治疗过程具有至关重要的作用。

在第三章中，我们探讨了如何将前文讨论的理论框架和概念应用于戏剧治疗的具体实践案例中。本章指出，尽管故事的使用在戏剧治疗中并非绝对必要，但它们提供了一个舒适且安全的“容器”，使得戏剧活动能够更加顺畅地展开。故事的结构化可以根据不同的治疗目标进行灵活调整，而治疗师对这种结构化的深入理解，能够增强其在戏剧治疗工作中的信心与专业性。此外，本章强调了在戏剧治疗中对身体的认识的重要性。即使不依赖于故事，通过刺激感官和情感的丰富方法，也能实现显著的治疗效果。然而，故事作为一种工具，能够为参与者提供一个清晰的框架，帮助他们在治疗过程中找到方向和目标。

在治疗现场，治疗师的积极态度、利他之心和责任感是至关重要的。由于患者往往经历了诸多挫折，他们更容易陷入负面思维的困境。因此，治疗师需要以极大的耐心和力量引导参与者，帮助他们抓住希望的线索。治疗师必须放下自我，完全跟随参与者的身体和心灵，才能真正理解参与者的需求和想法。

在探讨艺术治疗，尤其是戏剧治疗这一领域时，我们常常发现，许多选择这条道路的人自称为“伤痕累累的患者”，这一说法在很大程度上是准确的。我本人亦是如此。由于自幼体弱多病且敏感，我常因他人无意中的琐碎话语而感到受伤。这种敏感性让我在成长过程中感到疲惫，有时甚至故意采取夸张的行为以应对。基于这样的个人经历，我深知戏剧治疗师若要有效地进行治疗，首先需要通过亲身体验戏剧治疗来获得深刻的理解。在我的实际治疗实践中，我发现自己与参与者一同经历了治疗和成长的过程。

随着在戏剧治疗领域的时间积累，我越来越深刻地意识到，我要感谢的人越来越多。我衷心感谢那些尽管我有所不足，却依然将我视为老师、信任我并跟随我的学生们，以及那些与我一同经历痛苦、愤怒、喜悦和悲伤的参与者们。正是他们，让我在不经意间积累了宝贵的经验，得以撰写本书。此外，我还要感谢一直给予我坚定信任和支持的家人，是他们让我能够坚持走到今天。我还要向学之社的金振焕社长表达我最深切的感谢，是他欣然同意出版这本书。同时，我也要感谢李贤九课长，继《发育障碍和戏剧治疗》之后，他再次负责本书的编辑工作。没有他们的支持，这本书的出版不会如此顺利。

本书的撰写与出版是众多同仁共同努力的结果，对此我深表感激。我衷心希望本书能够与读者分享我在戏剧治疗领域的经验与见解，为艺术治疗学科的发展贡献一份力量。在撰写本书的过程中，我度过了一段充满挑战与喜悦的时光。尽管过程中遭遇了无数次的挫折，但这些经历也带来了深刻的幸福感。我深刻体会到，当一个人真正认识到自己的不足时，便能够从中获得重新出发的力量。因此，我回顾了自己全身心投入戏剧治疗的经历，并在此基础上整理出了“感情模型戏剧治疗”这一理论框架。

我深深感激，感谢上苍赐予的爱与恩惠，让我能够以戏剧治疗的名义与众多参与者相遇，并在这一过程中自然而然地培养出对戏剧治疗的信任与热情。这本书是我对未来所有将与我一同踏上这条道路的同行者的献礼，愿它成为你们的指南与灵感之源。

2013年夏

朴美丽

目录

序言

治疗师的日志

0000年0月0日

今日，我们开启了为期两天的戏剧治疗师研讨会，主题定为“治疗师的自我审查”。在参与此次研讨会的40多位专业人士中，虽然不乏彼此熟悉的面孔，但大多数人彼此之间尚感生疏。本次研讨会共计2天，每天从上午10点持续至当天晚上7点，刨除一小时的午餐休息时间，共计16小时的密集交流与学习。我们设定了以下目标，希望通过本次研讨会实现：

1. **示范戏剧治疗工作：**我们旨在通过本次研讨会，为戏剧治疗工作树立标杆，展示其实践的高效性和专业性。

2. **体验感情模型戏剧治疗：**参与者将有机会亲身体验感情模型戏剧治疗的整个流程，从而更深入地理解这一治疗模式。

3. **清醒认知现状：**作为治疗师，我们不仅要引导他人，也需要对自己当前的专业状态有一个清晰的认知。本次研讨会将提供一个自我反思和自我检查的机会，以促进个人身心和专业领域的成长。

在本次为期2天的戏剧治疗师研讨会中，我们设定了一系列活动，旨在通过具体的实践操作来达成研讨会的目标。治疗师须在规定时间内遵守约定，并尽最大努力完成治疗作业，每天的研讨会将准时于上午10点开始。在简单介绍了感情检查的目标之后，参与者将在空间内自由探索，寻找与自己感情相似的物品或颜色，以此作为感情表达的媒介。接着，参与者将与陌生人自由交流，感受并联想由此产生的情感，并将头脑中产生的形象绘画在画纸上，将各种感情融入其中，并涂上颜色，最后为作品加上标题。

30分钟后，参与者将两人一组围坐，进行自我介绍，然后与自己感觉最陌生的人结对。这一过程模拟了戏剧治疗中与陌生人的初次会面，强化对此情境的适应和训练，对于戏剧治疗师来说，这是一项重要的技能。通过这些活动，参与者不仅能够增进对自己感情的认识和表达，还能够练习在治疗环境中与他人建立联系的技能。我们期待通过这些精心设计的活动，参与者能够获得宝贵的经验和深刻的洞见，并将这些学习应用到未来的戏剧治疗工作中来。我们相信，通过共同的努力和探索，我们能够进一步提升戏剧治疗的专业水平，为服务对象带来更深层次的治愈和支持。

在本次研讨会中，我们将深入探讨苏珊娜·彭吉克（Suzanna pendzik）的“6-钥匙模型”[①]，这是一种诊断评估工具，在戏剧治疗领域具有重要价值的方法。该模型不仅提供了一个卓越的综合诊断评估方法，而且具有丰富的潜力，可以多样地变形运用。在戏剧治疗中，对戏剧本身的诊断评估是至关重要的，因此治疗师需要特别接受相应的训练。

午餐后，2点准时向聚集的治疗师们分发由卡夫卡创作的故事卡

① 译者注：苏珊娜·彭吉克（Suzanna pendzik）的“6-钥匙模型”是一种基于戏剧治疗的评估和干预方法。这个模型以戏剧现实（dramatic reality）为核心概念，将其视为戏剧治疗中真正的治疗力量和最重要的干预工具。该模型综合了多种治疗元素，提供了一个全面的治疗视角，为治疗师提供了一种系统的方法来映射戏剧治疗过程和构建治疗工作。它能够帮助治疗师识别和评估患者的情感和行为模式，其灵活性使得治疗师可以根据患者的具体情况，调整治疗计划和方法。

片[①]。这个故事卡片选自《奥德拉德克讲述的故事》，是一个短篇故事，涉及两个人物：警察和“我”。这个故事以其简单的情节和对关系反应的敏锐捕捉而著称。在戏剧治疗的初期，这个故事就被我们用来作为治疗工具，尽管有时我们发现其复杂性超出了预期，需要暂时将其搁置。

在运用特定故事进行戏剧治疗的过程中，我观察到了一个特别的现象，尤其是在与无家可归者的团体工作时。这个故事在戏剧治疗师中可能难以完全理解，但无家可归者却能迅速把握其内涵，并在戏剧活动中直接展现出他们的真实处境。这种直接的情感表达和情境再现，为我们提供了深刻的洞见。最近，我在与精英阶层团体进行相同故事的戏剧治疗作业时，体验到了截然不同的结果。这一群体所展现的戏剧情景与无家可归者团体之前的表现大相径庭，这一发现令人惊讶。这些不同的反应和表现，再次证实了虚构故事在戏剧治疗中能够无意识地揭示参与者当前状况的强大能力。

首先，参与者被分为四人一组，每组中两人进行戏剧表演，另外两人则作为观众。随后，角色互换，以确保每位参与者都有机会体验表演和观察的过程。这一过程旨在通过角色扮演和观察，让参与者从不同角度理解和体验戏剧治疗的动态。

接下来，参与者利用苏珊娜·彭吉克（Suzanna pendzik）的“6-钥匙模型”对自己的行动进行分析，寻找在角色中感受到的主题，并探讨可能存在的遗憾。由于参与者均为戏剧治疗师，他们能够较为准确地进行自我分析，并坦诚地进行交流。这一步骤体现了“6-钥匙模型”在自我审查和自我反思中的应用，有助于治疗师们提升自我意识和治疗技巧。

随后，参与者被重新分组，每组八人，再次上演相同的剧情。此

① 译者注：弗兰兹·卡夫卡（Franz Kafka）是20世纪初的奥匈帝国德语小说家，犹太人，现代派文学的奠基人之一。他的作品以其独特的象征与隐喻、荒诞的情节和深刻的社会及心理批判而闻名，超越了时代的限制，至今仍能引起观众的强烈共鸣。在戏剧治疗中，卡夫卡的作品可以被作为一种工具，帮助患者探索和表达他们的内心世界。

次，参与者被鼓励自由地介入表演，即兴参与任意的演出中。随着时间的推移，参与者逐渐熟悉了空间和作业流程，即使在集体扩大的情况下，他们也能全身心地投入戏剧中，尽情地表达情感，时而呐喊，时而哀叹，时而冷笑。这一过程不仅展示了戏剧治疗中情感表达的多样性，也体现了集体互动在治疗过程中的重要性。

在完成了两场戏剧活动后，我们引导参与者重新连接并识别他们的主要情感，如愤怒、悲伤、无力、怨恨和恐惧等。然而，我们也注意到，有些参与者在这一过程中感到困难，无法立即做出选择。自我认识并非易事，尤其是在寻找和识别自己的情感时，这使得任务变得更加艰巨。因此，参与者在是否正确选择或理解了自己的情感时，往往感到犹豫不决。为了进一步探索这些情感，我们把每种情感进行分类，并组织参与者以雕像的形式表现出来。

在本次戏剧治疗研讨会中，我们引导参与者经历了一系列深刻的情感探索活动。活动开始时，我们要求参与者明确识别自己的主要情感，如愤怒、悲伤或恐惧等，随后让他们前往一个舒适的空间，并采取最舒适的姿势，以便更深入地体验这些情感。在此基础上，我们鼓励参与者使用声音来表达自己的情感，全身心地感受之后，再回到原位，绘制个人的情感频谱图，并思考更深层次的情感以及他们所期望的幸福。最后，参与者简要分享了他们对当天作业的感受，这不仅促进了小组间的交流，也为明天的课程做好了准备。我们强调，在戏剧治疗的整体趋势下，明天早上的课程将是至关重要的，治疗师需要精心引导课程的开头、中间和结尾，确保每个环节都能有效地促进参与者的情感探索和治疗过程。为了实现这一目标，治疗师至少应该为寻找成为中心的转折点做铺垫，这是确保治疗过程连贯性和深度的关键。

在第二天的戏剧治疗研讨会中，我们准时于上午10点开始活动。首先，我们邀请参与者寻找并相约5名他们认为与自己相似的人，并在分享了彼此在某些方面的相似之处后，再次具体地回忆起各自的幸福时刻。这一过程旨在通过寻找共鸣和共享积极体验来加深参与者之间的联系。

在这一过程中，我将空间中的桌子搬出，以便在场地中间竖起一个巨大的物体。我们强调在戏剧活动中，只要有身体就足够了，其他物品可以随时即兴使用，但最好尽量使用最基本的物体。这种理念鼓励参与者专注于自己的身体作为表达和沟通的主要工具，回归到表演的本质，即通过身体语言、动作和表情来传达情感和故事。使用布料或其他物品可能会分散参与者对身体的集中和注意力。活动结束时，参与者将自己认为的幸福具体地写成文字，并将其贴在巨大的物体上。我们指导参与者避免抽象的描述，而是要求他们写得具体明确。这一步骤旨在帮助参与者明确和巩固他们的幸福感受，并将这些感受可视化，以便与他人分享和讨论。

我们注意到大多数参与者明显感到疲劳和困倦，他们表达了需要安慰的需求。由于活动的情感强度，许多人感到悲伤，但这种反应被视为正常的，因此参与者想要寻求慰藉。为了响应这一需求，我们引导参与者采取舒适的坐姿，而大多数人选择了躺在地上的姿势。随后，我们邀请参与者回忆他们身体最疼痛的部位，无论是实际存在的还是想象中的，并用手抚摸它。同时，我们引导他们体验一种类似于从母亲那里得到的安慰感。这一过程虽然只持续了2—3分钟，但参与者似乎在很大程度上消除了疲劳，疲惫感得以舒缓。

在昨日的戏剧治疗活动中，我们观察到参与者在扮演故事角色时大多停留在表面，未能深入探索角色的内涵。这一现象提醒我们，当前的课程至关重要，特别是对于感情模型戏剧治疗核心之一的自我厌恶情感的体验。自我厌恶作为一种深刻的情感体验并非易事，因此我直接引导大家在短时间内深入体验。为了加深对角色的理解，我们将警察角色扩展为神或命运的象征，要求参与者今天集中于“我”的角色。首先，参与者与另一组分享角色，以便更具体地感受对命运形象的七种情感。在另一组活动中，参与者被邀请爬上一个巨大的物体，以观察其他人的表现，并在想到想对对方说的话时，将这些话语贴在物体外面。如果说昨日绘制的情感频谱[①]以单一情感为中心，那么今日我们指导参与者绘制整体情感的频谱，则可以被视为一种情感曼陀罗[②]。

在本次戏剧治疗课程中，我们引导治疗师们进行一次深刻的情感体验，正式与神和命运的象征进行对话，并深入体验自我厌恶这一核心情感。我们要求治疗师们在体验到自我厌恶时停在原地，并通过身体雕塑的形式表达出来，同时思考心中想要说的话。随后，当大部分治疗师已经停止动作，我们引导所有人180度转向，感受并思考自我厌恶的反面情感——爱，并用另一种身体雕塑表达出来。在结束第三次课程时，我们将进行审查，确认这是否是整个治疗过程中最重要的课程，并讨论作为治疗师在此过程中学到了什么。

在午餐过后，我们进入了研讨会的最终阶段，所有参与者重新聚集成一组，共8人。在这一环节中，我们引导参与者在探索个人具体幸福的过程中，识别出在其幸福旅程中提供帮助的帮助者和造成阻碍的妨碍者。这一过程在集体内部引发了强烈的情感波动，包括哭泣和激动的斗争动力。经过一段时间的观察和互动后，我提出了一个建议，即在剩余的作业中采取更为理性的方法。每个参与者都将经历一段独特的个人旅程，我们鼓励他们用图画来描绘这段旅程，探索可能的情感或力量，这些情感或力量是他们在戏剧治疗实践中可以依赖

① 译者注：情感频谱是一个理论概念，用于描述和分析个体在特定情境下所经历的情感状态。它通常涉及情感的多个维度，如愉悦度、唤醒度和支配度等，这些维度共同构成了一个多维的情感空间。在这个空间中，每种情感都可以被看作一个点，其位置由各个维度上的值确定，从而形成一个全面的情感描述。在戏剧治疗中，情感频谱可以作为一种工具，帮助参与者识别和表达他们的情感。通过绘制个人的情感频谱，参与者可以更清晰地看到自己的情感状态，包括主要情感和次要情感，以及它们之间的相互关系。这种方法有助于参与者深入探索自己的内心世界，增强自我认知，并促进情感的整合和治疗。

② 译者注：情感曼陀罗是一种结合了艺术创作与心理治疗的方法，它源自曼陀罗（Mandala）这一概念。在心理学领域，曼陀罗被心理学家荣格联想为自我及整体个性的核心，他认为个体绘画曼陀罗，具有暗示其潜能和独特性的力量，并将其转化发展成艺术治疗的理论和方法。情感曼陀罗通过图形和颜色的组合，与人的情绪和性格产生积极互动。是一种富有成效的艺术表达和心理疗愈工具，它允许个体通过创作来探索和表达深层的情感和心理状态，从而达到情绪释放和自我治愈的效果。

的。最后，我们邀请参与者分享他们作为治疗师所体验到的力量和幸福，至此，研讨会圆满结束。

随着两天的研讨会落下帷幕，我们共同经历了一段既漫长又短暂的时光。虽然时间本身无形，但它在我们身心的某个角落留下了不可磨灭的印记。在这段时间里，我们体验了丰富的情感、兴奋和思考，这一切都促进了我们的成长。参与者们将带着这些经历离去，他们将深刻理解感情模型戏剧治疗的方向，以及作为治疗师和个体，自己当前所处的状态。作为本次研讨会的引导者，我见证了尽管存在个人差异，但每位参与者都学到了宝贵的知识和技能，体验了深刻的情感。在研讨会中，我感受到了一种无形的气息 —— 那是参与者对我的完全信任和信念。正是这份信任和信念，支撑着所有的戏剧治疗师在这条充满挑战的道路上不断前行。

第一章　戏剧－治疗－净化

在探讨戏剧治疗之前，我们首先审视艺术的治疗属性。

戏剧治疗，作为一种以戏剧艺术为媒介的治疗方法，其核心在于戏剧艺术本身所固有的治疗属性。然而，这种治疗性属性并非戏剧所独有，而是存在于包括戏剧在内的所有艺术形式之中。尽管各种艺术形式在触及人心的方式上各有不同，但它们共同的目标是促进个体的变化与成长。艺术不仅仅是审美活动，它还是沟通、表达和体验的手段，能够触及人类情感的深层，激发情感的共鸣，以及促进情感的释放和转化。艺术的治疗属性体现在其能够提供情感表达的平台、促进自我探索与自我认识、提供心理释放的渠道、增强社会联系与共鸣、激发创造力与自我效能感，以及作为治疗工具的多功能性。通过对艺术的治疗属性的理解，我们能够更好地认识到戏剧治疗作为一种艺术形式，如何以其独特的方式促进个体的情感表达、自我探索和社会联系，从而实现治疗的目的。

在欣赏远处江水悠悠流淌、果园中红苹果挂满枝头的景致时，我们不禁感叹："真是艺术啊!"然而，尽管这样的自然风光令人赞叹，它本身却并非艺术作品，而是自然界的真实展现。阳光和煦、蓝天白云构成了一幅美丽的画面，但这种美是自然赋予的，而非人为创造。

正如上述情景所示，未经修饰的自然，与艺术家通过画布复制的自然景观是有区别的。前者是自然界的真实存在，而后者则是艺术家通过技术手段创造的艺术表现。这种区别揭示了一个重要的概念：艺术的创作主体是人类。“艺术”（art）一词的词根与“技术”（ars）相关，这强调了艺术创作是一种技术活动，是人类智慧和技能的体现。

在将实际存在的对象通过个人的技术转化为艺术作品的过程中，创作者的思想和情感已经悄然融入其中。选择特定的对象进行创作，而非其他对象，这一选择本身就基于艺术家的艺术追求和内在的志向。艺术创作不仅包含了艺术家按照自己意愿进行表达的欲望，也包含了为了永久保存这种表达而进行的形象化工作，以及通过与他人分享成果来改变世界的愿望。艺术以这种志向为基础，涉及了人类的多种欲望和变革要求的体现。艺术家通过创作，将个人的情感和理念具象化，从而与观者产生共鸣，激发情感和思考。艺术作品因此成为沟通创作者内心世界与外部现实的桥梁，它不仅反映了艺术家的个人经历，也触及了普遍的人类经验。

艺术本质上具有治疗功能，这是因为艺术能够满足人类表达、沟通、自我实现和改变环境的深层需求。通过艺术创作和欣赏，人们能够体验到情感的释放、自我认同的强化、社会联系的建立，以及对现实世界的重新解读和想象。

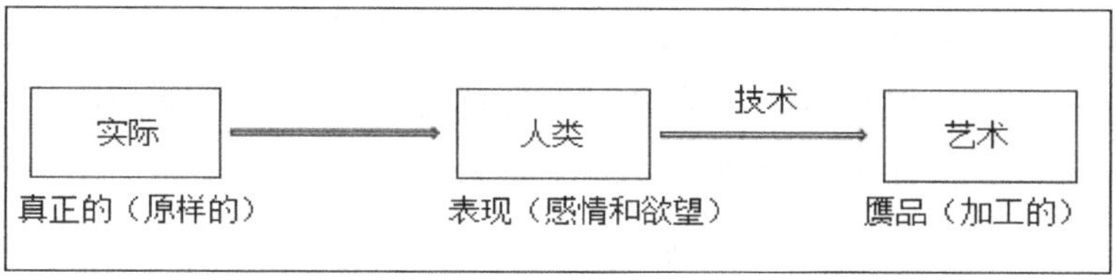

图 1　艺术的产生过程

艺术的多维属性可以被整理和理解如下。

1. **艺术的非真实性**：艺术不同于现实或事实，它是一种“虚构”的表达形式。它不旨在复制现实，而是创造一个独立的、想象的世界。

2. **艺术的表现功能**：艺术作为一种手段，用来表现特定的对象或概念。它提供了一个渠道，通过视觉、听觉或其他感官体验来传达思想和情感。

3.**艺术与人类情感的关联：**艺术表现的是不同个体的情感和欲望，它反映了人类经历的多样性和复杂性。

这些属性虽然可以分别描述，但它们在艺术创作中是紧密相连且不可分割的。当艺术与治疗结合时，我们首先将艺术视为一种表现人类情感和欲望的工具。艺术家的实际创作行为，如绘画、音乐演奏、舞蹈和表演等，与艺术治疗师的行为在形式上可能相似，但他们的目标存在差异。艺术治疗师并不需要成为传统意义上的艺术家，创作出被广泛认可的艺术作品。他们的工作是通过艺术媒介与参与者共同创造和体验一个非真实的艺术过程，而这个过程本身在多个层面上可能具有治疗作用。艺术治疗师的角色在于利用艺术作为一种沟通和表达的工具，帮助参与者探索和处理他们的情感和经历。在这个过程中，艺术作品的美学价值是次要的，更重要的是参与者通过创作过程中的自我表达和反思，实现情感的释放、自我认识的提升和治疗效果的达成。

艺术体验是一种深刻的个人过程，它首先激发了个体对于创造性成就的感知。当个体通过艺术创作直接参与并实现某种创造性成果时，他们体验到了成就感。这种体验不仅增强了个体的自信和幸福感，而且能够暂时使他们从痛苦记忆中解脱，恢复受损的自尊。在艺术体验的过程中，个体将他们的观察、感受和感知直接或经过转化后融入艺术作品中，并表现出来。这一过程与心理投射机制密切相关，即个体将内心世界的情感和经验投射到艺术创作中。因此，艺术作品和表现中蕴含了创作者自身的情感和身份，它们成为个体内在情感的外在表达。正如苏珊·兰格所言：“所有的艺术都是表现人类感情的外观形式的创作。”通过艺术行为，那些不可见的内在“我”被具象化，转化为可感知的艺术形式。艺术治疗利用这一机制，使个体能够在创作过程中探索和表达他们的情感，从而实现治疗的效果。

艺术体验对于自我认识和自我反省具有显著的贡献，它不仅仅能让我们看到那些看不见的事物，更在于提供了一种深刻的内在探索过程。这种体验超越了简单的确认和了解，是一种再发现、再认识的经验，从而使得艺术的治疗功能变得更加明确。通过艺术，我们能够发现那些之前未知的自我部分，这种发现意味着自我认识的扩展。为了更深入地探索自我，我们在艺术行为中重复或以不同形式体验类似的过程。在这个过程中，我们识别了与他人相似的思考和行动背后的需求。正如前面所述，这种自我探索帮助我们了解自己的思考方式、表达欲望以及对被理解的渴望。通过艺术创作，我们能够更清晰地认识到自己的内在动机和情感需求。艺术体验使我们得以将内在的“我”形象化，将不可见的情感和思想转化为可见的艺术形式。这种转化不仅是一种自我表达，也是一种自我发现。苏珊·兰格的观点强调了艺术作为人类情感外观形式的表现，我们的艺术创作和表现成了自我认识和自我治疗的工具。

艺术体验在我们的欲望反映中扮演着重要角色，其中一个关键的方面是“想要长久地珍藏即将消失的东西”的愿望。这种欲望的对象往往是无形的、心理上的实体，比如爱情、悲伤、愤怒等情感，以及那些随着时间流逝而消失的瞬间，如日落时分的晚霞、下雪的夜晚、少女美丽的微笑等。我们渴望准确把握这些情感或瞬间，并赋予它们永恒性。艺术行为因此包含了我们跨越时空的欲望，使得艺术作品能够超越个体和时代的限制，受到广泛的欣赏和喜爱。再次强调苏珊·兰格的观点：“所有的艺术都是表现人类感情的外观形式的创作。”艺术作品通过其独特的表现形式，成为人类情感的符号，它们不仅仅是美的体现，也是我们对瞬间和情感的保存与传达的方式。艺术的这种属性使其在本质上具有治疗功能，因为它回应了人类对于保存、表达和共享深层情感的深层需求。

在探讨艺术的美学属性及其治疗功能时，我们不仅关注艺术作品所呈现的美的形式，还关注其激发的情感反应。艺术作品通过视觉、听觉或其他感官体验触动人心，这种美的力量源自天才艺术家们的创造。它不仅让我们感受到细腻与精致，还能培养或提升我们的自信。在艺术领域，美的概念并非总是与善的表象直接相关。美可以体现在善的表达上，同样也可以体现在对罪恶的极致表现中。艺术作品对极端情感的探索和呈现，直接触及我们内在的情感直觉。这种对极端的探索并非为了制造冲突，而是通过揭示人性的复杂性，帮助我们更深刻地理解自身的情感与经验。艺术家所传达的美是一种普遍性的语言，它超越了个体和文化的差异，成为一种任何人都能认同和感受的力量。正是这种普遍性，使得某些艺术作品能够成为最优秀的艺术品。它们不仅展现了美的形式，更触及了人类共通的情感和经验，从而在不同文化和社会背景中引发共鸣。

然而，在艺术创作和体验的过程中，我们不仅面对普遍意义上的美，还遭遇了一种极其主观的美感。这种主观性源于个体的独特经历、文化背景和情感状态，使得每个人对美的理解和感受都具有独特性。有时，即使在普遍标准下不被视为美的对象，个体在从事艺术行为时仍可能感受到一种内在的美，体验到艺术与自我相遇、实现和谐统一的瞬间。这种美感是主观的，它源于个体与艺术之间的独特互动。当我们以美来表现时，这种美可能源自后天的文化背景和学习。因此，美的概念会随着时代和地区的不同而有差异。对于那些对优秀艺术作品缺乏兴趣的个体，这可能反映了普遍审美标准与个人审美体验之间的脱节。这种脱节可能源于艺术家在作品中表达的情感与个体欣赏者的情感并不完全一致。此外，艺术的价值不仅仅在于作品最终呈现的美，而在于艺术创作过程中所体现的热情和努力。这种创作过程中的热情和努力，往往比作品本身的美学价值更能触动人心。艺术化过程中的这种情感和努力，是艺术作品能够跨越时间和空间，与不同观众产生共鸣的关键。

在艺术治疗的实践中，对艺术的个别性认识以及对艺术创作过程中所投入的热情和努力的重视，构成了其核心基础。这是因为艺术在艺术治疗中仅作为一种媒介，而非最终目标。艺术治疗的关键在于通过艺术创作的过程，帮助个体表达和探索内心世界，而艺术作品本身并非治疗的终点。在这一过程中，感情的作用不容忽视。感情不仅是艺术创作和体验的驱动力，也是艺术治疗的核心要素。艺术治疗通过激发和引导情感的表达，帮助个体面对和处理内在的心理状态。因此，感情在艺术治疗的整个过程中始终扮演着至关重要的角色。

那么戏剧治疗是什么？

唤醒我内心深处潜藏的梦。
我的身体和心灵所铭记的每个触动。
透过感知的风、感性的雨、情感的河流重新复苏。
在行动中起舞、在投射中飞翔、在角色中寻觅，
最终在“此时此地（here and now）”重现我们的生活。
在戏剧的乐园中，我们快乐地嬉戏。

第一节　从戏剧角度看健康

真正的戏剧震撼了沉睡的灵魂。

——安托南·阿尔托（Antonin Artaud）①

一、戏剧治疗中的三要素

在戏剧治疗的实践中，首要任务是进行准确的诊断，以识别个体所面临的问题。在此过程中，健康的概念成为核心参照点。健康有多种定义，其中一种描述为："健康是指个体能够明确自身当前的需求，在需求未得到满足时能够向他人表达这种需求，同时期待未来能够回报他人，并在此过程中保持尊严。"在戏剧治疗中，我曾倾向于采用这一定义，因为它强调了从个体的相对角度来评估健康的重要性。

然而，随着时间推移，我开始质疑这种观点。并非每个人都能在需要时勇敢地向他人寻求帮助，那么，做不到这一点是否就意味着个体不健康呢？经过深入思考，我得出结论：健康的定义是高度个体化的。因此，我强调治疗师在诊断时，最关键的是具备"像那个人一样看的眼睛"，即同理心，从个体的独特视角出发，而不是设定过高的健康标准。这种个体化的健康观念要求我们在戏剧治疗中，不仅要关

① 安托南·阿尔托（1896—1948）是法国剧作家、演员、导演、理论家。阿尔托被评价为开启了20世纪戏剧新篇章，初期他深度参与了超现实主义戏剧运动，逐渐对神秘主义和东方文化产生了浓厚的兴趣。1931年在巴黎国际博览会上观看的巴厘岛舞蹈团的演出让他深受感动，此后确立了"残酷剧"理论。以这一理论为基础，他亲自撰写并导演了《钱其一家》，但演出以失败告终。他的著作《残酷戏剧论》对20世纪60年代实验主义戏剧和戏剧治疗有重要影响。特别是苏珊·杰宁斯（Sue Jennings）以阿尔托的理论为基础，发展了祭祀形式的戏剧治疗。

注个体的普遍需求，还要深入理解每个个体独特的生活经历和心理状态。诊断过程应更加注重个体差异，从而为每个治疗参与者提供精准且个性化的治疗计划。通过这种方式，我们能够更全面地理解个体的健康状态，并为他们提供更有效的治疗支持。

从戏剧治疗的视角出发，我们可以深入探讨个体的健康状态。戏剧治疗以戏剧为媒介，因此戏剧的所有本质要素——包括时间、空间和事件——都被纳入其中，并与健康的概念密切相关。首先，我们聚焦于时间这一要素。时间是戏剧的核心组成部分之一，它涵盖了过去、现在和未来三个维度。在探讨个体健康时，时间意识显得尤为重要。具体而言，个体能否清晰地认识到自己在过去、现在和未来之间的存在状态，是衡量其心理健康的一个重要方面。然而，现实中几乎没有人能够完全满足这一理想化的时间意识标准，即完全平衡地生活在过去、现在和未来之中。因此，我们需要设定一个更为实际且可操作的标准。如果一个人在回顾过去和展望未来的过程中，哪怕只有1%的时间能够更注重未来，并且能够活在当下，那么这个人就可以被认为具有较为健康的认知模式。这种对时间的意识，尤其是能够活在当下的能力，是健康的重要标志之一。它表明个体不仅能够从过去的经历中汲取经验，还能积极地规划未来，并且在当下保持专注和投入，从而更好地应对生活中的各种挑战和机遇。

接下来，我们探讨空间要素与健康的关系。健康与个体能否自由穿梭于现实空间和想象空间的能力密切相关。例如，回忆中的故乡、装满童年玩具、玩偶、纸片、珠子、石子等杂物的书桌抽屉，这些空间能够唤起个体的快乐回忆。这些空间不仅是物理存在，更是情感和记忆的载体。过去是不断创造现在和未来的记忆仓库，能够自由穿梭于这些空间的人，可以被认为具有健康的认知和情感状态。他们能够在现实与想象之间找到平衡，从而更好地应对生活中的各种情境。

在戏剧治疗的框架内，我们进一步探讨健康的第三个要素——事件，以及它与角色的关系。在个体经历伤痛的时期，他们所扮演的角色至关重要。如果一个人能够识别对方的角色以及与自己的关系，这表明他具有健康的自我意识。这种能力使个体能够在复杂的人际关系中保持清晰的认知，理解自己和他人的角色定位。此外，能够逐一审视关系中发生的事件的人，在面临类似情境时，能够通过客观化来寻找解决问题的线索。这种客观化的视角有助于个体从更宏观的角度理解事件的本质，从而找到应对问题的有效方法。通过这种方式，个体不仅能够更好地处理当下的困境，还能为未来的发展奠定坚实的基础。

对于真正生病的人来说，时间、空间和事件之间的关系往往变得极为复杂，这种复杂性导致他们在社会生活中感受到强烈的无力感。特别是那些在社会中失去自己位置的人，他们往往缺乏想象力和对自然的感受力，这两者对于个体的心理健康和社会适应能力至关重要。因此，戏剧治疗的工作重点在于帮助这些个体恢复想象力和对自然的感受力，从而重新找到自己在社会中的位置。戏剧治疗通过提供一种创造性的表达方式，使个体能够在安全的环境中自由地探索和体验不同的角色与事件。这种探索不仅有助于个体理解自己在人际关系中的位置，还能帮助他们通过改变角色或行为来应对生活中的各种挑战。通过参与戏剧活动，个体可以重新连接自己的内在世界，激发想象力，恢复与自然和环境的联系。这些过程对于他们的整体健康和福祉具有至关重要的作用。戏剧治疗通过创造性的表达和角色扮演，帮助个体在心理上重新定位，增强他们的社会适应能力和心理韧性，从而促进他们的全面康复和福祉。

为了进行有效的戏剧治疗，正确的诊断和治疗师的适当介入是必不可少的。在戏剧治疗之前，治疗师需要了解医学诊断标准[①]以及参与者的整体状态，包括家庭和社会关系、特定行为等。这些信息大部

① 医学诊断标准是指《精神障碍的诊断及统计手册》(*Diagnostic and Statistical Manual of Mental Disorders*，*DSM*)。在戏剧治疗中，我们更倾向于使用“参与者”或“对象”来代替“患者”或“来访者”，以强调个体在治疗过程中的主动性和参与度。戏剧治疗不仅需要语言交流，还大量涉及非语言表现，包括动作和声音。因此，了解参与者的整体状态，包括家庭及社会关系、特定行动等，对于治疗的开展至关重要。

分是通过与监护人或参与者的商谈来掌握的，但实际上，在进行戏剧治疗作业的过程中，进一步了解或补充来访者相关的情况会更多。戏剧治疗作为一种以戏剧为媒介的治疗方法，需要有其自身的诊断方式。首先，有必要了解参与者对戏剧的熟悉程度和相关能力。如果展示戏剧，就要诊断其与戏剧的相关能力，例如对戏剧的理解程度；在进行戏剧活动时是否能够轻松地扮演角色；是否能够明确区分实际和虚构情况等。

在戏剧治疗的诊断过程中，我们不仅关注通用的医学诊断标准，如《精神障碍的诊断及统计手册》（DSM），而且更加重视寻找每位参与者独特的个性和适合他们的健康标准。治疗的本质是帮助各种形态的个体恢复健康，戏剧治疗亦不例外。因此，戏剧治疗师必须准确诊断参与者的痛苦，并通过治疗行为帮助他们找回适合自己的健康状态。为了实现这一目标，戏剧治疗师需要对参与者的健康状态有一个具体而深入的认识，因为健康是所有治疗工作的最终目标。①

在戏剧治疗中，健康与戏剧的相关性可以通过以下六个方面来具体说明。

1. **理解演出**：能够理解所观看的戏剧演出的内容和情节。

2. **模仿行动**：能够模仿他人的行动，表现出一定的观察和学习能力。

3. **扮演角色**：能够扮演不同的角色，并展现出角色转换和角色理解的能力。

4. **区分现实**：能够明确区分戏剧中的虚构现实与实际生活中的真实现实。

5. **角色反应**：在戏剧活动中，参与者能够对他人的角色做出适当的反应，表现出良好的互动和社交能力。

---

① 艺术治疗是艺术行为的过程，每个固有的艺术媒体都应该制定一个健康的适当标准。比如说，就像使用乐器或使用适当的色彩一样，因为，评估和理解该艺术的水平的标准有所不同。

6. **自我认识**：在戏剧活动中，参与者能够认识到自己的行为，展现出自我反思和自我意识的能力。

这些能力不仅体现了参与者在戏剧治疗中的参与度和互动能力，也是评估他们健康状况的重要指标。通过这些具体的能力表现，治疗师可以更全面地了解参与者的心理状态和治疗进展，从而为他们提供更精准的治疗支持。在戏剧治疗领域，尽管大多数人能够正常执行以上六项基本的戏剧相关活动，但参与者在这些活动上的表现存在显著的个体差异。这些差异可能与他们的特定健康状况密切相关。例如，智力障碍的个体在上述所有活动中的执行程度通常低于一般人群。因此，在针对这些个体的戏剧治疗中，提升他们在这些活动上的行动水平成了一个关键的治疗目标。同样，在同为抑郁症患者的群体中，他们在对角色的反应以及区分戏剧现实和实际现实的能力上也表现出不同的不足。在这种情况下，治疗的重点在于将这些不足的能力提升到适当的水平，以便参与者能够更健康地适应日常生活。此外，即使在没有明显问题的项目中，治疗师也必须关注参与者所表现出的特定行动反应。这些特定的反应可能揭示了参与者在某些方面的潜在挑战或优势，对于制定个性化的治疗计划至关重要。通过细致的观察和评估，治疗师能够更好地理解每个参与者的独特需求，从而提供更为精准和有效的治疗支持。

以下是这些项目的细节内容，它们不仅作为戏剧治疗的媒介使用，也从“时间–空间–事件”这一戏剧构成的三要素角度，帮助我们集中掌握参与者的行为。这些项目的细节如下。

1. 理解演出

（1）普通理解水平：分为上、中、下三个等级。

（2）各类型理解水平：包括对喜剧、爱情剧、悲剧、恐怖片、话剧等不同类型戏剧的理解能力。

（3）特别关心的领域：包括对演员（男女/外貌/声音）、服装、舞台、道具、音乐等方面的关注程度。

2. 模仿行动

（1）普通行为模仿水平：分为上、中、下三个等级。

（2）行动模仿情况：包括积极/消极、夸张/障碍/细腻/冷漠等不同表现形式。

（3）理解水平：从单纯的行动模仿到连带感情的理解，评估参与者对模仿行为背后情感的理解能力。

3. 扮演角色

（1）普通水平：分为上、中、下三个等级。

（2）角色偏差：包括擅长的角色/不擅长的角色，喜欢的角色/讨厌的角色，评估参与者在不同角色中的适应性和偏好。

4. 区分戏剧现实和实际现实

（1）普通水平：分为上、中、下三个等级。

（2）特征情况：包括能够区分特定现实/无法区分特定现实，评估参与者在戏剧与现实之间的认知能力。

（3）特定媒介：通过故事/玩偶/乐器/画/写作/活动等不同媒介来观察参与者对现实与虚构的区分能力。

5. 戏剧活动中对对方角色的反应

（1）普通水平：分为上、中、下三个等级。

（2）行动反应状态：包括可预测的应对/不能预测的应对，过分的应对/无反应，行动和感情的一致/不一致，评估参与者在互动中的反应模式和情感一致性。

6. 戏剧活动中认识自己的行为

（1）普通水平：分为上、中、下三个等级。

（2）反应状态：包括即时的认知/延迟的认知，紧密结合/回避，感情投入/保持距离，评估参与者对自己行为的认知和情感投入程度。

以上项目的细节内容为我们提供了一个多维度的框架，以评估和理解参与者在戏剧治疗中的表现。这些细节不仅有助于我们从戏剧的角度进行诊断，而且也使我们能够从时间、空间和事件这三个戏剧构成的基本要素出发，更全面地掌握参与者的行为模式。健康在这一过程中体现为时间、空间和事件中的具体表现，从而为参与者提供个性化的治疗计划。

首先，空间要素的健康状态可以通过个体在现实与虚构空间中自由穿梭的能力来衡量。具体而言，拥有并能够回忆起舒适的记忆空间是空间健康的关键指标；相反，缺乏这种能力则可能被视为不健康。正如阿尔托所指出的，空间要素属于“造型和物理领域”，这涉及戏剧现实与实际现实之间的区分，以及角色投入和剥离的心理过程，这些过程只能在实际空间的相关性内进行观察。

从空间因素的角度来看，个体的问题特性可以被划分为以下几个关键维度：第一，空间认识层面涉及个体对空间和事物的基本认知能力，包括对空间和事物的正确理解。这与阿尔托所强调的空间作为行为背景的重要性相呼应。第二，想象力指个体在空间中创造和想象新情境的能力。这种能力在戏剧治疗中尤为重要，因为它允许个体通过虚构的情境来探索和表达内心的情感。第三，联想能力指个体将空间和事物与过去经验或概念相联系的能力。这三种能力有助于个体在戏剧治疗中更好地投入角色，并将虚构的情境与个人经历相联系。这些能力与认知能力紧密相关，因此，对于认知障碍的患者来说，他们在执行与空间要素相关的任务时可能会遇到更多的困难。

第一，空间和事物的认知：这一维度涉及参与者对环境的感知和理解能力，以及他们如何解释和赋予周围环境意义。具体而言，它考察参与者是否能够准确感知空间的布局、事物的位置和功能，并在此基础上形成对环境的整体认知。例如，参与者能否识别舞台上的不同区域及其象征意义，或者能否理解道具在戏剧情境中的用途。

第二，事物的使用：该维度评估参与者是否能够合理地使用事物，包括他们在使用物品时的功能性和适应性，以及他们如何根据环境和情境的需求调整自己的行为。例如，在戏剧活动中，参与者是否能够正确使用道具，或者在不同情境下灵活调整自己的行为以适应环境的变化。这种能力不仅反映了参与者的认知灵活性，也体现了他们在实际操作中的适应能力。

第三，自我与空间事物的联系：这一维度探讨参与者是否能够将自己与空间和事物联系起来。它涉及参与者的自我感知如何在空间中定位，以及他们如何与周围的环境建立个人联系。例如，参与者是否能够通过空间和事物找到自己的位置，或者是否能够在戏剧情境中找到与自身经历的共鸣。这种联系能力对于参与者的情感投入和心理安全感至关重要。

第四，空间事物与记忆的唤起：该维度评估参与者是否能够通过空间和事物唤起过去的记忆。这不仅关乎他们的回忆能力，也涉及他们如何将个人历史与当前环境相联系。例如，参与者是否能够在看到某个道具或进入某个场景时，回忆起相关的个人经历，并将这些记忆融入当前的戏剧情境中。这种能力有助于参与者在治疗过程中更好地探索和表达自己的情感。

第五，空间事物的变异与联想：这一维度探讨参与者是否能够将空间和事物变异或联想成其他层面的东西。这涉及他们的创造力和想象力，以及他们如何超越现实，探索新的可能性和视角。例如，参与者是否能够将一个普通的道具想象成其他物品，或者是否能够在戏剧情境中创造出新的角色和情节。这种能力不仅反映了参与者的创造力，也体现了他们在心理上的灵活性和开放性。

通过以上五个维度的探讨，我们能够从空间因素的角度更全面地理解参与者的认知能力、情感状态和心理动态。

其次，时间作为一个不可见且不可触摸的因素，在戏剧治疗过程中反而成为一个关键领域。治疗的核心在于对时间的把握和利用，其基本前提是必须在约定的治疗时间内实现治疗目标。治疗师应致力于在与参与者协商的治疗期限内展示出治疗成果。如果在治疗过程中遇到问题，治疗师必须与参与者及其监护人共同重新评估并调整治疗的时间框架和目标。此外，治疗师需要认真处理参与者的时间观念，包括可能导致其发病的过去事件。换句话说，为了促进参与者的恢复和“未来”的健康，治疗师应在“此时此地（here and now）”的治疗现场中检查“现在”与“过去”的联系。这意味着治疗师需要深入了解患者的过去、未来与现在之间的联系性，并在治疗中予以体现。在戏剧治疗中，存在多种方法可以具体观察和认识时间这一无法感知的因素。① 这些方法允许治疗师和参与者在治疗过程中探索时间的多维度影响，从而更全面地理解和处理参与者的问题。

线或绳子作为一种工具，在戏剧治疗中发挥着关键作用。特别是通过将人生之路比喻为不同颜色的线的活动，能够有效地帮助参与者回顾和理解他们的过去。这种活动通过视觉和空间的方式，将时间的流逝和个人经历的复杂性具体化，使得参与者能够以一种全新的视角审视自己的生命历程。具体而言，使用线来表现人生道路并将其立体化呈现，可以产生一种仿佛目睹时间曲折流动的效果。这种方法不仅为参与者提供了一种直观的感受，而且通过将人生经历可视化，有助于参与者识别和理解他们生命中的重要事件和转折点。当这些线条被举起来并立体地构建时，它们形成了一种三维的、动态的视觉表达，使得参与者能够从不同的角度观察自己的生命故事。

这种视觉化的表达方式具有多方面的作用。直观感受：通过将抽象的时间和经历转化为具体的视觉元素，参与者能够更直观地感受到时间的流逝和生命的轨迹。识别重要事件：通过不同颜色的线来区分不同的生活阶段或事件，参与者可以更容易地识别出生命中的重要时刻和转折点。多角度观察：立体化的呈现方式允许参与者从不同的角度审视自己的生命故事，从而获得更全面的理解和洞察。情感连接：这种活动不仅是一种认知上的回顾，还能够激发参与者的情感连接，

① 将时间具体化的最佳工具是线或绳子。特别是把人生之路变成各种颜色的线的作业，对回顾过去很有效果。像照片里看到的一样，用线来表现人生道路，然后把它举起来立体地制作出来时，产生了仿佛看到时间的曲折的效果。

帮助他们在情感上处理过去的经历。通过这种方式，线或绳子作为一种工具，不仅帮助参与者在视觉上回顾和理解自己的过去，还为他们提供了一种情感上的支持和表达的途径。

在探讨时间因素对个体健康的影响时，我们认识到即使是健康的人也常常不完全忠于“现在”。虽然他们的身体存在于当下，但内心可能徘徊于过去或未来，有时难以确定自己究竟处于过去、现在还是未来的哪个位置。这种现象并不一定是病态的，而可能仅仅是一个未被意识到的事实。在戏剧治疗中，时间的健康不仅仅关乎“现在”，也涉及过去和未来，这正是我们之前讨论时间健康时提到的原因。戏剧治疗中，时间因素的重要性体现在其与身体的关系上，这与其他领域有所区别。与一般人相比，许多参与者更容易沉溺于过去，尤其是那些患有忧郁症、恐慌障碍、自恋倾向等情绪障碍的人。从时间的角度来看，问题的特性体现在对以下问题的反应上。

1. **区分时间：**时间区分涉及对过去、现在和未来三个时间维度的认识。个体在这三个时间维度上的认知和感受存在差异，且这些时间导向并不是孤立的，而是相互联系和影响的。例如，一个人对过去的回忆可能会影响其对当下的感受，而对未来的期望又可能改变其对过去的评价。治疗师需要评估个体在这些时间维度上的认知能力和情感反应，以及它们之间的相互作用。

2. **对未来的梦想或蓝图：**对未来的梦想或蓝图，包括不安、恐惧或过度妄想等情绪，反映了个体的时间导向倾向性。个体对未来的关注程度及其对未来的规划是评估其时间观念的关键因素。治疗师需要了解个体对未来的期望和担忧，以及这些期望和担忧如何影响其当前的行为和情绪状态。

3. **过去、现在和未来的联系：**能否将过去、现在和未来联系起来是评估个体时间观念的一个重要方面。个体需要认识到这三个时间维度是如何相互影响和塑造其行为和思维模式的。例如，个体是否能够从过去的经历中吸取教训，以指导当前的行为，并规划未来的目标。

这种联系能力反映了个体的时间整合能力，对于心理健康的维持至关重要。

4.认识过去时间的影响：个体能否认识过去时间对自己的行为或思考方式产生的影响，是评估其对时间认知深度的一个重要指标。这涉及个体如何从过去的经验中学习和成长。治疗师需要评估个体对过去事件的反思能力，以及这些反思如何影响其当前的心理状态和行为模式。

5.通过身体唤起过去的记忆：个体能否通过自己的身体唤起过去的记忆，这与身体记忆和情感体验有关。身体记忆可以作为连接过去和现在的一个桥梁。例如，某些身体姿势或动作可能会唤起与过去相关的情感和记忆。治疗师可以通过观察个体的身体反应，了解其对过去经历的深层情感连接。

6.时间转化为其他具体因素的联想：个体能否将时间转化为其他具体因素来联想，这涉及时间知觉和时间认知的灵活性。这种能力允许个体在不同的情境中创造性地理解和应用时间。例如，个体是否能够将时间与空间、情感或行为联系起来，以形成更丰富的心理体验。这种联想能力反映了个体的认知灵活性和创造力，对于应对复杂的生活情境具有重要意义。

通过对这些问题的探讨，戏剧治疗师可以更深入地理解参与者的时间观念，以及这些观念如何影响他们的情绪和行为。

在戏剧治疗中，“事件”往往是发病的决定性因素，也是固定模式的结果。所有的戏剧活动都是通过事件来完成的，参与者的问题通过事件最明显地表现出来。时间、空间和事件这三个要素相互交织，不可分割，因为一个事件总是在特定的时间和空间内发生。为了掌握不健康的特性，分开观察空间、时间和事件有助于确立治疗目标。即，区分时间和空间：帮助参与者识别和理解时间的流逝和空间的变化，使他们能够更好地引导个人经历和环境互动。正确使用事物：培养参与者合理利用周围资源和物品的能力，增强其功能性行为和适应性。具体思考未来：鼓励参与者具体化对未来的设想和规划，以建立积极的目标导向和提升动机。用身体识别空间感觉或记忆：通过身体感知来识别和唤起与空间相关的感觉和记忆，加强身体意识与内在感受的联系。重新解释时间的意义：使参与者有机会重新审视时间对他们生活的意义，构建更健康的时间观念和生活态度等。

现在让我们来了解一下，针对时间层面问题突出的参与者事例中，治疗师是如何观察、诊断并制定目标的。

【案例：1-1】：沉迷于过去的参与者

美静，一位40岁出头的家庭主妇，目前正面临抑郁症的挑战。尽管医生为她开具了药方，她却并未遵循医嘱服药。在与治疗师的交流过程中，美静常常流露出悲伤的情绪，表现出深深的挫折感和失落感。她对自己的问题感到无能为力，认为自己无法恢复。这种情绪状态表明，美静可能陷入了对过去的过度反思和无法释怀的困境中。

自初次会面起，美静显得犹豫不决，但在被鼓励坦诚分享个人问题后，她逐渐开始开放地表达自己的想法。美静提到，她与父母的关系并不和谐，经常感到疏远。她认为这种疏远可能源于童年时期未能获得足够的父母的关爱，这可能是她当前问题的根源。她的童年记忆中充斥着被父母训斥的场景，这些记忆对她的自我认知产生了深远影响。美静感觉自己被过去那个可怜女孩的形象所束缚，这种持续的影响让她感到极度痛苦和辛苦。她的生活似乎被过去的阴影所笼罩，这不仅影响了她的情绪状态，也对她的日常生活造成了负面影响。美静的抑郁症症状可能与她对过去的过度反思和无法释怀有关，这种状态使得她难以专注于当下，也无法积极规划未来。

美静是一位主动寻求戏剧治疗的个体，这表明她已经对戏剧治疗进行了充分的调查和了解。个体在决定接受戏剧治疗之前，往往会进行详尽的调研。美静在经过对多个地方的调查后选择了当前的治疗机构，这显示了她对治疗选择的自主性和主动性。对于具有忧郁症倾向的个体而言，能够自主选择戏剧治疗是一个重要的行为表现，这可能意味着他们对于传统治疗方法的不满或寻求更为创新的治疗手段的向往。抑郁症患者往往难以积极应对自己的状况，可能会陷入一种无力感之中。然而，美静并没有完全拒绝治疗，而是选择了一种非传统的治疗方法。尽管她存在对以动作为基础的戏剧活动的抗拒，但她的到来本身就是对治疗的一种开放态度。根据罗伯特·兰迪（Robert J. Landy）[①]教授的观点，戏剧治疗作为一种艺术疗愈手段，可以促进个体的创新与变革。美静的自主选择可能表明她对于这种治疗方式的潜在效果抱有期待，这与戏剧治疗的目标——通过艺术形式促进个体的情感表达和自我探索——是一致的。

美静虽然自述感到孤独和消极，与周围人相处困难，但她实际上展现出了积极和坚强的一面，这与她的自我描述存在差异。尽管被诊断为抑郁症，她的行为和态度表明她更接近于具有抑郁倾向的个体，而非典型的抑郁症患者。美静表现出明显的自恋和自我怜悯情绪，这可能是她情感状态的一个重要特征，并且与她对自我治疗的强烈愿望相关。

鉴于美静的情况，治疗师决定采用短期作业的方式，即10期的短期治疗计划，以帮助她找到明确的变化契机，促进自我治疗和情感状态的改善。在这一过程中，治疗师将仔细观察美静的行为，以便更准确地诊断她的情况，并基于这些观察设定治疗目标。通过这种短期治疗计划，治疗师希望能够帮助美静在有限的时间内实现具体的改变，从而增强她的自我效能感和对治疗的信心。

美静的认知能力并未受到明显影响，但她目前正经历着一种严重的无力感，这种状态导致她无法进行任何活动。具体而言，她对观看演出、模仿他人行为或参与戏剧活动表现出明显的拒绝态度。在戏剧

① 译者注：罗伯特·兰迪（Robert J. Landy），是纽约大学（NYU）的教育剧场与应用心理学教授，同时也是戏剧治疗领域的先驱和权威。作为戏剧治疗系的创始人和前系主任，兰迪教授不仅在艺术实践和戏剧治疗方面积累了丰富的经验，而且他的研究和工作对于深化我们对戏剧治疗原理和实践的理解具有深远的影响。

活动中，她对他人的角色没有任何反应，只是默默地流泪。这种无力状态可能与她对空间认知的局限性有关。尽管她的认知能力较强，但她对空间的认识并不理想，这并非因为她无法认识到空间，而是因为她过于专注于自我，忽视了外部环境，从而形成了一种习惯。此外，她将空间和事物与自身联系起来，也可能是因为她过于专注于自我。在时间感知方面，美静似乎只生活在过去，对现在和未来缺乏感知。她无法将过去与现在联系起来，也无法认识到过去对现在自我的影响。

基于这些诊断，我们为美静设定了以下具体的治疗目标。

1.**帮助她认识并区分时间和空间**：通过具体的活动和练习，增强她对环境的感知能力，帮助她更好地理解和区分过去、现在和未来的时间维度，以及与之相关的空间变化。

2.**促进她对未来的具体思考**：通过设定具体的目标和计划，激发她对改变的期待和动力，帮助她建立积极的未来导向，从而增强她对未来的感知和规划能力。

3.**通过身体识别空间的感觉或记忆的瞬间**：通过身体感知活动，帮助她唤起与空间相关的感觉和记忆，增强她的空间感知和身体意识，从而更好地将自己与外部环境联系起来。

4.**具体再现过去的事件**：通过情景再现和角色扮演，帮助她理解和处理过去的经历，减少对过去的过度反思和无法释怀，从而减轻其对当前情绪的影响。

5.**重现解释事件的意义**：通过重新审视和解释过去的事件，促进她对过去经历的深入理解和情感释放，帮助她构建更健康的时间观念和生活态度。

6.**通过模仿他人的行动**：通过模仿活动，让她认识到自己与他人的不同之处，增强她的自我认知和同理心，从而更好地理解他人和与他人互动。

这些目标旨在帮助美静从她的无力状态中恢复过来，通过增强她对时间和空间的认知，以及对过去、现在和未来的理解，来促进她的自我治疗和情感状态的改善。

二、人作为社会性的存在

我们的灵魂所拥有的三个部分，即获得知识、感到愤怒、感受到欲望……人们受到其中一者的支配。[①]

——柏拉图（Plato）

在戏剧治疗的诊断中，其基本前提可以概括为以下三个方面。

首先，人类是社会性的存在，其行为和心理状态受到环境因素的显著影响。理解个体在其所属社会中的现状及其期望的社会角色至关重要。这不仅有助于形成明确的诊断，而且揭示了治疗的目标。共享我们都是社会存在的事实，是戏剧治疗初期阶段的关键，它激发参与者的内在欲望和自发性。通过这种方式，参与者能够在治疗过程中更好地理解自己在社会中的位置，从而促进自我认知和情感表达。

其次，“具身阅读”是身体和记忆的关系，通过身体动作和行为来探索和表达个体的记忆和经历。这种方法允许治疗师和参与者深入了解个体的内在世界。在戏剧治疗中，具身阅读可以通过角色扮演、即兴表演和肢体语言等方式实现。例如，参与者可以通过身体动作来表达情感，或者通过扮演特定角色来探索过去的经历。这种具身化的体验有助于参与者更深刻地理解和处理自己的情感和记忆。

最后，角色和情感方面，戏剧治疗强调通过角色扮演和情感表达来理解和处理个体的心理状态。这包括探索个体在不同社会角色中的

① 译者注：原文来自柏拉图《理想国》中提出的关于灵魂的三分法理论。柏拉图认为，一个和谐的人应该由理性部分主导，激情部分辅助理性，而欲望部分则应该被控制和驯服。当理性部分能够控制激情和欲望时，个体就能达到一种被称为“正义”的状态，这是柏拉图哲学中理想人格的核心。

情感体验，以及这些角色如何影响他们的行为和自我认知。通过角色扮演，参与者可以尝试新的行为模式，从而在心理层面进行自我重塑。例如，心理剧治疗师尼娜·加西亚通过角色扮演和即兴表演，帮助参与者德瑞克处理童年的创伤记忆和负面情绪。这种方法不仅有助于参与者更好地理解自己的情感，还能促进他们与他人和社会的健康互动。这些前提构成了戏剧治疗诊断的基础，旨在帮助个体更好地理解自己，改善他们的社会功能，并促进情感和心理上的愈合。

在戏剧治疗的框架内，接受个体作为社会存在的事实是治疗过程中的一个关键步骤。当参与者认识到他们与社会的关系中存在的问题，并从中寻找解决纠纷的方法时，他们自然会产生解决问题的动机，并更积极地参与治疗中来。这种自我认识的转变是治疗成功的重要基础。对于那些通常未能意识到自己作为社会存在一部分的参与者来说，他们可能抱有一种受害者意识，感觉自己不属于任何社会群体，或者认为自己不应该渴望成为其中的一部分。然而，一旦他们意识到自己是社会结构的一部分，这种认识本身就构成了积极参与治疗的基础。

因此，戏剧治疗中的一个重要任务是具体检查参与者如何与他人建立联系，以及在这些社会互动中扮演的角色。通过这种具体的检查，治疗师可以帮助参与者更深入地理解自己在社会关系中的位置，识别和解决他们在社会互动中遇到的问题，从而促进他们的社会功能和情感健康。综上所述，戏剧治疗的核心在于帮助参与者认识到自己是社会存在的一部分，并在此基础上探索和解决他们在社会关系中遇到的问题，以实现更积极的自我参与和社会融入。通过这种深入的自我和社会认识，参与者可以更有效地参与治疗过程，从而促进个人的成长和变化。

（一）关系、角色和行动

在现实生活中，人们有时会因不满或困难而渴望逃离现实，向往一个更美好的时间和空间。这种向往可能源于对现实环境的难以忍受，或者对当前生活的厌倦。在这种情况下，人们常常借助想象力，飞向一个理想的世界，在那里，所有的愿望都能得到满足，个体可以忘却现实的束缚，体验到一种纯粹的幸福感，仿佛那个世界是专为他们而存在的。在这个幻想的空间中，个体不再是社会中渺小的一员，而是能够随心所欲地掌控一切的帝王。

这种童话般的世界和幻想空间对于维护个体的精神健康具有重要意义。它提供了一种心理上的逃避机制，帮助人们在面对现实压力时找到暂时的慰藉。然而，如果个体过度沉迷于这种幻想，或者完全无法进行这种幻想，可能会导致严重的问题。过度沉迷可能导致个体忽视现实生活的责任和关系，而无法进行幻想则可能使个体失去一种重要的心理调节手段。关键在于，个体可能会忘记自己是社会存在的一部分。实际上，"生活"（living）一词本身就蕴含着"共同生活"（co-living）的含义，强调了个体作为社会成员的身份和与他人的相互关系。因此，承认自己是社会存在的一部分，并在社会关系中认识自己，是精神健康的一个重要标志。许多个体可能没有意识到这一点，或者可能因为无法实现作为社会存在的角色而感到挫败。这种挫败感可能进一步加剧他们的心理问题，使他们更难重新融入社会生活。

在戏剧治疗中，社会存在的概念是基于个体与周边环境、他人以及集体之间的关系构建的。个体对社会存在的清晰认识能够帮助他们更好地理解在不同情境下应扮演的角色和采取的行动。这些角色和行动与戏剧中的事件紧密相关，而事件本质上是矛盾的体现，矛盾则源自关系。因此，戏剧治疗通过角色扮演和行动来体现矛盾，揭示个体的内心世界和社会关系，这是戏剧区别于其他艺术形式的关键所在。

然而，我们必须认识到，没有任何矛盾的圆满关系是难以实现的。因此，戏剧治疗的目标应当聚焦于参与者所面临的特定矛盾关系。对于参与者来说，治疗的目标应当包括他们认为必要的关系和他们擅长的行动，这些目标都应以参与者为中心。通过这种方式，戏剧治疗可以帮助参与者更好地理解自己在社会中的角色和位置，从而促进他们的社会功能和情感健康。

认识自己作为社会存在是每个人作为社会成员生活的基本要素。

这种自我认识可能不是始终清晰意识到的，但在青少年时期，当个体渴望归属感时，正确形成这种认识至关重要。未能在这一时期形成适当的社会存在认知可能导致包括同龄人排斥和孤立在内的多种社会问题。因此，戏剧治疗的一个重要任务是帮助个体在社会关系中找到自己的位置，从而实现更积极的自我参与和社会融入。

“空巢综合症”是一种与缺乏社会存在认知紧密相关的现象，尤其影响那些将大部分生活投入家庭中的主妇们。许多女性在结婚后，承担起抚养孩子和维护家庭稳定的角色。然而，在全力投入抚养孩子和家庭建设的过程中，她们可能会在某个时刻意识到自己的存在似乎只是为了丈夫和孩子。当孩子成长到不再需要母亲全天候的照顾时，这些女性可能会感到自己的存在理由消失了，从而感到迷茫和无助。有时，她们甚至会对自己的角色感到羞耻。这种状况不仅削弱了她们作为社会存在的自信，而且由于长期局限于家庭环境，她们的自我认同感也变得模糊，导致她们陷入一种不知道自己为了什么以及如何行动的迷茫状态。

对于那些长期与社会隔离的个体而言，重新认识自己作为社会一员的身份成为一个亟待解决的重要问题。这包括长期住院的患者、日间病房的患者、多年往返于康复中心的精神疾病患者，以及肢体残缺者。对于这些人群来说，恢复到以前的状态可能性很低。特别是对于那些在康复医院的肢体残缺者，后天因意外事故（如交通事故）导致的情况比先天性的更为常见。这些人在正常生活中遭遇事故后，很难承受随之而来的身体和精神上的打击。虽然他们内心可能期望能够回到过去正常的生活状态，但由于知道这几乎不可能发生，因此他们所经历的心理挫折感远比预想的要严重得多。

自我认识作为社会存在与个体的自我认同感紧密相关，并且与情感上的羞耻心有直接联系。当个体感觉自己无法融入集体时，他们可能会怀疑自己的价值，认为自己存在某种不足或问题。这种自我怀疑可能导致自卑感的产生，并引发自我贬低的羞耻感。他们可能因为无法像其他人一样参与社会生活，认为自己无法正常履行人的角色而失去生活的欲望，并且经常感到挫败。模范性地履行作为社会成员的角色，在一定程度上是我们生活的目标，因此，对于个人或社会的健康而言，检查自我认识足不足是非常重要的。

在戏剧治疗中，治疗师扮演着至关重要的角色，他们需要明确认识到每位参与者的目标是作为社会成员的角色。这意味着，如果一个人能够正常工作，那么他们作为职场社会成员应具备的想法或行动将成为治疗的目标；相反，如果一个人无法进入职场，治疗师则需要帮助他们在工作之外的其他社会环境中找到自己应扮演的角色。在检查“作为社会存在的我”的过程中，治疗师需要关注以下几个问题特性。

1. **社网图[①]/社会关系图的绘制能力：**治疗师应评估参与者是否能够绘制自己的社网图（sociogram），这有助于理解他们在社会关系网络中的位置和与他人的关系。通过绘制社网图，参与者可以更清晰地看到自己在社会中的连接点和孤立点，从而更好地理解自己在社会中的角色和位置。

2. **角色和感情的表达能力：**治疗师需要帮助参与者用角色和感情来表达与他人的关系，这是理解个体社会角色和情感状态的关键。通过角色扮演和情感表达，参与者可以更深入地探索自己在不同社会关系中的角色，以及这些角色所带来的情感体验。

3. **矛盾的化解能力：**治疗师应评估参与者是否能够化解与他人的矛盾，这是社会功能的一个重要方面。通过戏剧治疗中的角色扮演和情景再现，参与者可以练习解决冲突的技巧，从而提升他们在现实生活中处理矛盾的能力。

4. **集体间问题的认识能力：**治疗师需要帮助参与者把握集体与集

① 社网图是由美国社会心理学家雅各布·莫雷诺（Jacob Moreno）发明的一种视觉化工具，广泛应用于社会心理学和社会学领域。它通过展示群体成员之间的相互吸引和排斥关系，帮助研究者和实践者直观地理解群体内部的动态和结构。社网图依据成员间的交往意愿绘制，是社会关系测量的关键工具，能够揭示个体在群体中的地位和人际沟通网络。

体之间的问题局面，这涉及对更广泛社会动态的理解。通过集体活动和小组讨论，参与者可以学习如何在集体中发挥作用，以及如何理解和解决集体之间的冲突。

5. **社会存在的期望与可能性的认知：**治疗师应帮助参与者认识自己所希望的社会是否存在，并衡量其可能性，这对于个体的社会目标设定至关重要。通过目标设定和可能性评估，参与者可以更清晰地规划自己的社会角色和发展路径。

6. **他人间矛盾的把握与化解能力：**治疗师需要评估参与者是否能够把握和化解他人之间的矛盾，这有助于提升他们的社会调解能力。通过观察和参与集体活动，参与者可以学习如何识别和解决他人之间的冲突，从而提升自己的社会调解能力。

（二）健康和“被毁坏的玩具”①

从一般戏剧的角度来看，健康被社会普遍视为一种追求的目标，甚至在某种程度上成为一种强迫性的愿望。媒体频繁推出与健康相关的节目，涵盖减肥、健康食谱、长寿秘诀等主题，同时，以健康为主题的书籍也常常成为畅销书。这些现象无疑对公众的观念产生了深远的影响。虽然确立并实践个人的健康标准至关重要，但这些标准应当建立在社会共同认可的基础之上。然而，过度强调健康可能会导致人们忽视身体的协调性以及其他同样重要的方面。在定义健康时，我们首先需要认识到，健康并不等同于完美无缺。

在探讨健康的概念及其对个体的影响时，我们常常在没有明确完美健康定义的情况下，设定一些高不可攀的目标。这种不切实际的追

① “被毁坏的玩具”（broken toy）是美国戏剧治疗师大卫·里德·约翰逊（David Read Johnson）的发展变形模式（Developmental Transformations）戏剧治疗的核心概念。这一概念的出发点在于“存在即不稳定”（existence is precarious），意味着我们每个人都像是因他人操作不当而损坏的游戏对象或玩具。在我们周围的世界中，万物都在不断地变化和移动，而认为人类制造的保护物是稳定的只是一种暂时的错觉。一切都在变化之中，最终都会消失。在这种观点下，戏剧治疗师在治疗过程中愿意成为“被毁坏的玩具”，扮演一个让参与者充分体验玩乐，并接受存在不完整性的角色。

求往往导致大多数人感到自己不健康，提前体验到挫败感，甚至认为健康是一个遥不可及的概念。因此，我们不应该因为对失去健康的恐惧而陷入过度焦虑，而应该调整我们对健康的标准，以一种更加轻松的态度去享受生活。健康的身体本身就具备自我维持和恢复的能力，我们应该相信自己内在的治愈力量，并为每天的微小进步而努力。这种积极的态度是健康生活的一个重要条件。同时，我们也需要接受自己身体和精神的自然成长或老化过程。

在戏剧治疗中，治疗师关注个体如何在有限的时间和空间内与他人相遇、相爱，并处理由此产生的矛盾和选择。他们需要理解人际关系的复杂性，包括相遇、相爱以及随之而来的矛盾和冲突，并面对生活中的选择以及因失误而产生的后悔情绪。治疗师引导参与者接受生命的有限性，包括平静地接受死亡这一不可避免的事实，并认识到生活的多样性，以及如何在彼此相处中找到和谐，即使这可能伴随着相互折磨。同时，治疗师帮助参与者认识到生活的不完美性，接受自己和他人都是“被毁坏的玩具”，即都有缺失和破碎的部分，并从对不完美的认知出发，建立一个更为现实和包容的健康观念。

【案例：1-2】：隐退型孤独者（宅生者）的情况

贤宇，一位20岁出头的青年，经历了大学退学后选择完全与外界隔绝，终日闭门不出，沉溺于电脑游戏之中。这种生活方式导致他的生活作息混乱，且因缺乏运动而体型发胖。尽管如此，他与母亲保持着良好的关系，正是在母亲的积极劝说和陪伴下，他才愿意前来接受咨询。

对于像贤宇这样的“隐退型孤独者”或“宅生者”，他们能够与家人一同参与咨询，这本身就是一个积极的信号，表明他们内心存有改变现状的希望和愿望。这类人群通常选择自我封闭，避免社交，因为他们感觉自己已经被社会边缘化，认为外界不会提供任何帮助。贤宇虽然可能是在家人的强烈要求下才来咨询，但他的出现本身就显示了他内心深处对于获得帮助和改善现状的渴望。这种愿意寻求外部帮助的行为，标志着他们已经向积极改变迈出了重要的一步。

在面对贤宇这样的“隐退型孤独者”或“宅生者”的案例时，治疗师在初次会面时与参与者及其监护人共同明确治疗原则，并引导参与者形成积极的治疗意志至关重要。贤宇所展现的行为模式是长期发展的结果，因此，治疗和恢复过程充满挑战，而最关键的因素是参与者必须具备自我改变的意愿。尽管贤宇对于治疗结果并不抱有太大期望，但他最终表示愿意尝试，并承诺会为之努力。

贤宇自小就难以适应学校生活，从那时起，他就开始经历孤立，这种经历在他多次转学和不断重复的孤立状态中得到了体现。尽管他最终考上了大学，但在心理上却难以适应大学生活，最终选择自动退学。在行为上，贤宇表现出明显的与众不同，例如无法直视他人、喃喃自语以及无故发笑，这些反常行为导致他在课程和社团活动中难以与他人建立和谐的关系。

贤宇的情况可以描述为一个典型的隐退型孤独者，他的生活几乎完全与外界隔绝，仅限于与家人的接触。由于他沉迷于电脑游戏，日常的社交互动几乎不存在，导致他仿佛生活在一个孤立的世界中。对于贤宇而言，社会是一个庞大且难以应对的空间，他感到自己在这个空间中是脆弱和无力的。这种感受使他难以想象与他人建立联系，甚至无法识别和理解自己内心的情感，导致他在情感上变得麻木。

贤宇渴望的是一种不受干扰的生活，他只想沉浸在游戏中，独自生活。与其他采取类似行为的人相比，贤宇对父母的经济要求仅限于维持基本生活，并没有表现出更为极端的行为。他通过游戏获得成就感，这种成就感转化为快感，弥补了他在现实生活中的无力感。在电脑游戏中，他找到了自信，每次胜利都让他感受到胜利者的喜悦。尽管贤宇难以承受他人的目光，但他每周都会乘坐公共交通工具来接受戏剧治疗，这本身就是一个积极的行动，显示了他愿意改变的决心。幸运的是，贤宇理解母亲对他行为的担忧和失望，这为他参与治疗提供了额外的动力。

贤宇的诊断揭示了他在社会关系和集体问题解决能力方面的显著

缺乏，这在他的社网图中几乎没有任何内容。尽管如此，他展现出对母亲情感的理解和对就业的渴望，这表明他相较于其他陷入麻木状态的隐退型孤独者，拥有更丰富的感受和感性。

基于这些诊断信息，我们为贤宇制定了以下具体治疗目标。

1.**加深对母亲感情的理解**：治疗将帮助贤宇更深入地理解母亲对他的感受，以及这些感受如何影响他们的关系和他个人的情感状态。通过增强对母亲情感的理解，贤宇可以更好地处理与母亲的关系，并从中获得情感支持。

2.**减少对网络虚构世界的依赖**：治疗旨在减少贤宇对电脑游戏等网络虚构世界的沉迷，以促进他与现实世界的联系和互动。通过逐步减少对虚拟世界的依赖，贤宇可以更多地参与现实生活中来，从而改善他的社交能力和生活质量。

3.**增加与外部世界的自然接触**：治疗将鼓励贤宇安排时间与外部自然环境接触，这有助于提高他的生活质量和心理健康。通过接触自然，贤宇可以缓解压力，增强对生活的积极感受。

4.**逐步完成力所能及的任务**：治疗将支持贤宇逐步完成他能够做到的小任务，以增强他的自我效能感和成就感。通过完成这些小任务，贤宇可以逐步建立自信，从而更积极地面对生活中的挑战。

5.**探索与父亲的关系和感受**：治疗将引导贤宇思考和了解自己对父亲的感受，以及这些感受如何影响他的情感和行为。通过探索与父亲的关系，贤宇可以更好地理解自己的情感，从而改善与父亲的关系。

这些治疗目标旨在帮助贤宇逐步恢复和增强他的社会功能意识，改善他的心理健康，并促进他与现实世界的积极互动。通过这些具体的治疗措施，贤宇可以更好地应对生活中的挑战，逐步实现个人的成长和变化。

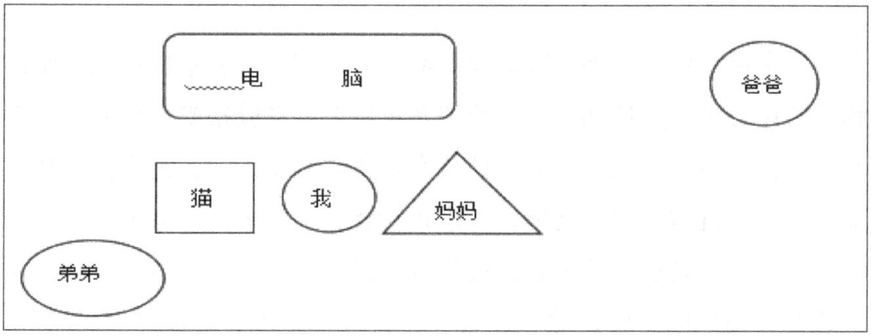

图2 贤宇的社网图（参与者的家人、朋友、同学等社会关系在此一目了然）

第二节 戏剧的治疗因素

你是某个人的儿子。

——耶日·格洛托夫斯基（Jerzy Grotowski）①

艺术治疗是一种将艺术活动作为心理治疗手段的方法，它属于心理治疗领域。这一领域自弗洛伊德时代以来，经过众多心理学家的发展和理论构建，已经成为一个独立的专业领域。与心理治疗的其他形式相比，艺术治疗还相对较新。韩国的艺术治疗起步比西方晚了40—50年，20世纪80年代首次引入了美术治疗，到了20世纪90年代，音乐治疗、游戏治疗、舞蹈治疗等多种形式也开始被引入和接受。尽管起步较晚，韩国在戏剧治疗的应用上却非常活跃，其在现场运用的程度不亚于美国和英国这样的戏剧治疗发达国家。

① 耶日·格洛托夫斯基（1933—1999）是波兰著名的戏剧导演和理论家，被誉为“贫穷戏剧”的创始人。1959年，他创立了奥波莱实验剧场，并在此后的实践中对西方戏剧产生了深远的影响。格洛托夫斯基认为，戏剧的核心不在于外在的服装、装置或照明，而在于演员与自己性格、欲望和无意识的碰撞与探索，他将这种演员称为“神圣的演员”。他强调观众可以通过与舞台的互动来分析和认识自己。格洛托夫斯基的主要导演作品包括《卫城》和《不屈的王子》等，而他的著作《实验戏剧论》（1968年出版）等书籍也为戏剧理论做出了重要贡献。

艺术治疗作为一种心理健康专业，通过积极的艺术创作、创作过程、应用心理学理论和心理治疗关系中的人类经验来丰富个人、家庭和社区的生活。它结合了创造性艺术表达和心理治疗，艺术治疗师建立一个安全且有结构的环境，与来访者建立互信的治疗关系。在这个过程中，来访者通过艺术媒材进行视觉形象的创造性表达，以此方式表达心灵内部的经验，这些表达可以反映出个体的成长过程、能力、人格特质、兴趣、思想、潜意识内容以及情感状态。

艺术治疗的迅速发展要求对其方法和效果进行更细致、更准确的验证。艺术治疗与healing（治愈）和therapy（治疗方法）① 的区别在于，healing包含感性部分和自我治愈力的意义，而therapy则侧重于具体的处置方法。为了让艺术治疗成立，必须从艺术的本质——欣赏层面，进一步研究运用它的具体方式方法。

罗伯特·兰迪（Robert J. Landy）在其著作中提出了一个关键性问题："戏剧治疗究竟是什么？是科学还是艺术？" ② 这一问题深刻反映了艺术治疗领域在科学性和艺术性之间的探讨与融合。兰迪认为，戏剧治疗既是一种艺术形式，也是一种科学实践，这种双重属性使其在艺术与科学之间找到了独特的定位。兰迪指出，尽管戏剧本身属于艺术范畴，而治疗更多地与科学相关，但戏剧治疗作为一种应用戏剧的形式，已经超

① 在辞典中，"healing"（治愈）被定义为倾向于治疗或恢复健康的过程，它涉及希望治愈或恢复信仰的概念，强调的是恢复个体的整体福祉，包括身体和心理层面的愈合。这个词包含了信仰、希望和内在自我恢复能力的意义，以及通过非药物或非传统医疗手段达到的自然恢复。而"therapy"（治疗方法）则被定义为通过药物治疗或治疗训练等照顾某人的行为，它侧重于医疗领域内的具体治疗行为，包括使用药物、心理治疗、物理治疗等科学和医学方法来治疗疾病或改善健康状况。

② 罗伯特·兰迪是美国纽约大学的教授和戏剧治疗师，他在戏剧治疗领域扮演着举足轻重的角色。兰迪教授不仅在纽约大学教授教育戏剧和应用心理学，还致力于戏剧治疗的教学与实践，并且担任国际学术杂志《心理治疗中的艺术》的编辑。他拥有戏剧学、心理学、英国文学的学术背景，是戏剧治疗领域的先驱之一。兰迪教授创立了角色理论，这是一种将人类行为视为角色和原型类型的分类体系，并且开发了角色技法，推动了诊断评价领域的科学发展。他的主要著作包括《为被压迫者提供戏剧治疗》（1994）、《假面和表演》（1996）、《躺椅和舞台》（2010）等。在兰迪教授的视角中，戏剧治疗是艺术与科学的综合，但他更强调艺术的重要性，这一点在他的作品和实践中得到了体现。

越了纯粹的艺术领域，进入了科学的范畴。这意味着戏剧治疗不仅仅是基于艺术的表达和情感体验，它还必须被纳入一个客观评价的科学框架内，以确保其方法和效果的妥当性、信赖度以及可验证性。

兰迪强调，戏剧治疗应该被视为一个结合了艺术的直观和创造性以及科学的客观性和系统性的独特领域。这种结合要求戏剧治疗不仅要依赖于艺术的直觉和情感，还要通过科学的方法来验证其效果，确保治疗的实施是建立在可量化和可评估的基础上的。这种科学框架有助于戏剧治疗在艺术和科学之间找到其独特的位置，使其既能够保持戏剧的艺术性，又能确保治疗的有效性。兰迪进一步指出，戏剧的本质属性是戏剧治疗的基础，并且成为解释其运作原理的标准。戏剧治疗虽然以艺术为基础，但已经超越了艺术的界限，确立了以科学方法看待对象的新体系。这意味着，原本通过感觉或情感进行的艺术工作，在戏剧治疗中应该被纳入一个客观评价的科学框架内。通过这种方式，戏剧治疗不仅丰富了自身的内涵，也为艺术治疗领域提供了一个可以客观评价和科学验证的范例。

自古以来，戏剧工作者一直在探索戏剧的本质属性，认为剔除非本质元素后，剩下的就是演员与观众之间的关系，这种关系构成了戏剧的核心。耶日·格洛托夫斯基的《贫穷的戏剧》和阿尔托的《残酷剧》是这一探索过程的代表性成果，它们展示了戏剧的本质属性，即演员和观众之间的互动关系。戏剧治疗作为一种艺术治疗形式，必须具备将艺术的直观和创造性与科学的严谨性和客观性相结合的能力，以确立其在戏剧艺术和治疗科学之间的独特地位。

在戏剧理论的发展中，尽管不同的戏剧家有着相同的目标来解释戏剧的本质，但从对待戏剧本质的角度来看，却存在显著差异，因此他们使用了不同的术语。例如，耶日·格洛托夫斯基的“贫穷戏剧”侧重于演员的演技训练，强调戏剧的本质在于演员与观众之间的直接交流以及原始人性能量的传递。而阿尔托的“残酷剧”则重视戏剧对观众的影响，认为戏剧应该是残酷的，应该表现生的欲望、宇宙的严峻以及无法改变的必然性，使观众入戏，舞台应与观众融为一体。通过这种方式，戏剧的组成部分，即演员和观众形成了深度接触。这种对同一现象的不同看法，使得戏剧或戏剧理论的发展更加丰富。继耶日·格洛托夫斯基和阿尔托之后，理查德·谢克纳（Richard Schechner）的环境戏剧（environment theatre）①、尤金尼奥·巴尔巴（Eugenio Barba）的戏剧人类学（anthropology of theatre）②，以及奥古斯托·博亚尔（Augusto Boal）的论坛戏剧（forum theatre）③之所以得以实现，也是因为之前从多种观点出发并进行了衔接。这些理论和实践的多样性不仅丰富了戏剧的表现形式，也拓展了戏剧在社会和文化中的作用。

戏剧治疗作为一种融合了艺术与科学的治疗方法，其具有理论基础根植于戏剧的本质属性。多位戏剧治疗理论家从不同角度对戏剧治疗进行了探索和阐述。例如，菲尔·琼斯（Phil Jones）④强调戏

---

① 环境戏剧是20世纪60年代的新戏剧运动之一。理查德·谢克纳的环境戏剧理论旨在打破观众与演员之间的界限，增强观众的参与感。1968年，他创立了“表演组合”实验剧团，通过创新的舞台和观众席设计促进了演员与观众的互动，并推动戏剧走向大众舞台，强化了观众的直接体验。这一运动对后来的戏剧实践和理论产生了重要影响。

② 尤金尼奥·巴尔巴是意大利出身的戏剧导演和理论家，他在1961年与耶日·格洛托夫斯基合作三年，深受其影响。1964年，巴尔巴在挪威奥斯陆创立了奥丁剧团（Odin Teatret），并在1979年创立了国际戏剧人类学学校（ISTA）。戏剧人类学是一门研究“前表现性”舞台行动的学问，它关注演员身体的特殊使用，是一门为演员表演戏剧的实用学问。巴尔巴将戏剧人类学定义为研究人类在表演情境中的社会文化行为和生理行为的学科，通过理论研究与实践探索，提出了“表演交易”的概念，并发现了“前表现性”是跨文化的、所有演员共有的特征。他的工作不仅推动了戏剧人类学的发展，也为演员训练和跨文化戏剧实践提供了新的视角和方法。

③ 奥古斯托·博亚尔是巴西著名的剧作家、戏剧导演和戏剧理论家，他创立了讨论戏剧（Forum Theatre）这一戏剧形式。讨论戏剧的核心在于观众的参与，观众可以直接成为演员或修改戏剧的方向，与主持人互动，通过游戏共同参与戏剧创作。在这种完全理性的觉悟发生的情况下，观众和主持人一起展开真挚的讨论，旨在通过戏剧的形式给心理、社会、政治层面受到压迫的人们寻找打开解放之路的突破口。

④ 英国戏剧治疗师菲尔·琼斯（Phil Jones）是英国戏剧治疗师协会（The British Association of Dramatherapists）发行的《戏剧治疗》（*Dramatherapy*）杂志的编辑。他致力于戏剧治疗的发展，并与全球的戏剧治疗师共同进行研究。在此基础上，琼斯整理了戏剧治疗的9个治疗要素的核心过程，并提出了从概念上和实际上解释戏剧治疗的理论。他的主要作品包括《心理剧和治疗》（*Drama as Therapy*）。

剧过程与现代治愈概念的联系，并提出了戏剧治疗的九个核心过程。苏珊·杰宁斯（Sue Jennings）① 基于阿尔托的理论，确立了体验-投射-角色的戏剧性发展阶段。大卫·里德·约翰逊（David Read Johnson）② 专注于即兴表演，创立了发展变形模式。罗伯特·兰迪（Robert J. Landy）则创立了角色模式。此外，勒内·艾姆纳（Renee Emunah）③、斯特凡·斯诺（Stephen Snow）④ 和莎莉·贝利（Sally

① 苏珊·杰宁斯（Sue Jennings）是英国的戏剧治疗师、游戏治疗师和演员，被认为是英国戏剧治疗领域的第一代代表性人物。自20世纪60年代起，她以英国为中心积极开展戏剧治疗工作。在70年代，杰宁斯与英国戏剧治疗师协会合作，担任戏剧治疗顾问。到了80年代，她在戏剧治疗研究所开展自己的研究，并教授戏剧治疗与游戏治疗，同时参与编辑和发行《戏剧治疗》期刊。杰宁斯强调戏剧治疗的创造性过程源自戏剧艺术本身，并专注于戏剧的创造性过程。她在罗马尼亚开展针对特殊儿童的戏剧治疗项目，并创立了戏剧治疗工作形态基础理论——戏剧发展模式（embodiment-projection-role：ERP），以及发表了NPD（neuro-dramatic-play）的治疗方法论。杰宁斯的主要著作包括《苏珊·杰宁斯的戏剧治疗故事》和《戏剧治疗手册》等，她的工作对戏剧治疗的理论发展和实践应用产生了深远影响。

② 大卫·里德·约翰逊（David Read Johnson）是美国的戏剧治疗师，他创立了戏剧治疗中的重要理论——发展变形模式（Developmental Transformations，简称DvT）。这一模式融合了精神分析、对象关系理论、来访者中心治疗、存在主义、后现代主义以及佛教理论，对治疗心理创伤患者具有显著的贡献。约翰逊博士是康涅狄格州海芬的“创伤后压力中心”的共同机构负责人，同时担任耶鲁大学医学研究生院的临床合作教授。他的主要著作包括《现代心理剧治疗的世界》和《戏剧治疗的诊断评价》等，这些作品为戏剧治疗领域提供了理论基础和实践指导等。

③ 勒内·艾姆纳（Renee Emunah）是美国的戏剧治疗师，她在戏剧治疗领域具有重要影响。艾姆纳是旧金山戏剧治疗研究生院（CIIS）项目的创始人和导演。她长期在精神科病房和设施中与成年人和青少年群体一起工作。她的主要著作包括*Acting for Real*（《为真实而表演》，1994），这本书提供了戏剧治疗实践的整合框架，并详细介绍了超过125种不同的戏剧治疗技术。此外，艾姆纳还是《现代心理剧治疗的世界》的共同编辑者。她的理论贡献包括提出戏剧治疗的“五阶段整合模型”和“自我启示表演”。艾姆纳在国际上很活跃，她的工作不仅限于理论研究，还包括临床实践和教学。

④ 斯特凡·斯诺（Stephen Snow）是加拿大康科迪亚大学戏剧治疗研究生院项目的创始人兼教授。自1985年起，他在老年人病患、精神康复和发育障碍领域积累了丰富的工作经验，并与身体和精神障碍者共同演绎了多部戏剧作品。斯诺尤其重视以演出为中心的方法，这是戏剧治疗的一种传统形式。从1994年开始，他在康科迪亚大学人类发展艺术中心进行治疗性演出，并深入研究民族心理剧（ethnodrama）以及回放剧场（play-back theater）一人一故事剧场。他的工作不仅限于理论研究，还包括临床实践和教学，对戏剧治疗领域做出了重要贡献。

Bailey）[①] 等学者采用以演出为中心的模型，这不仅用于治疗过程，也作为诊断评价工具。苏珊娜·彭吉克（Suzanna Pendzik）[②] 的"6-钥匙模型"、菲尔·琼斯的戏剧性介入尺度、莫莉·拉哈德（Molli Lahad）[③] 和阿里·扎什（Alida Gersie）[④] 的故事中心模型等，都是基于戏剧正统性开发出的诊断工具。这些理论和模型展示了戏剧治疗如何依据戏剧的根本属性发挥作用，并观察其治疗效果。戏剧治疗作为一种艺术与科学的结合，其在心理健康领域的应用和效果得到了不断的探索和验证。

① 莎莉·贝利（Sally Bailey）是美国的戏剧治疗师，同时也是堪萨斯州立大学戏剧系的教授。她的工作专注于证明创作和演出戏剧的行为是扩大参与者角色剧目、展现创意性、表现性、优势的有效方法论。贝利教授在戏剧治疗领域的贡献还包括将故事和大脑——神经科学——联系起来进行研究，努力证明科学和戏剧治疗之间的关系。

② 苏珊娜·彭吉克（Suzanna Pendzik）是一位以色列的戏剧治疗师，她在戏剧治疗领域有着深厚的背景和丰富的经验。她不仅在耶路撒冷赫夫留大学的艺术戏剧系授课，还在瑞士的格塞尔沙夫特戏剧治疗训练课程和泰尔海大学等地进行教学工作。彭吉克女士致力于推广戏剧治疗的实践和研究，她创立了"国际应用治疗戏剧研究所"，这是一个专注于戏剧治疗领域研究和应用的机构。此外，她还撰写了《与受虐女性作业的行动技术》一书，这本书为戏剧治疗领域提供了宝贵的实践指导和理论支持。苏珊娜·彭吉克还开发了一种名为"6-钥匙模型"的戏剧治疗诊断评价工具，这一工具在戏剧治疗的实践中被广泛使用，帮助治疗师更准确地评估和指导治疗过程。

③ 莫莉·拉哈德（Molli Lahad）是以色列的戏剧治疗师、心理学家和教授。他成立了泰哈伊大学的戏剧治疗研究所和社会压力防御中心。拉哈德是艺术治疗统合和心理创伤介入的专家，尤其在应对创伤后应激障碍、抑郁以及威胁生命的情况方面有着深入的研究和实践。他撰写了多篇关于创意治疗的著作和论文，对艺术治疗领域做出了重要贡献。

④ 阿里·扎什（Alida Gersie）是英国戏剧治疗师。具体研究了运用故事情节的戏剧治疗方法论。在分析故事结构的格雷马斯和普罗普的影响下，制定了"故事唤醒法"。与莫莉·拉哈德一起发展了故事中心戏剧治疗。

一、现存[①]－会面

“请放弃吧，放弃吧。”他这么说完便转身离去。就像那些只想安静地笑着一个人呆着的人一样。

——卡夫卡[②]

（一）治疗师与来访者

在这个温馨的家庭场景中，一个小女孩在客厅里全神贯注地玩着游戏。她用娃娃扮演医生、护士和患者的角色，完全沉浸在自己想象的世界里，忘记了时间的流逝。她的母亲坐在沙发上，用充满爱意的眼神注视着女儿的每一个动作。这个场景本身就像一场小型的戏剧，孩子自然而然地成了演员，在无形的舞台上尽情表演；母亲则成了观众，静静地欣赏着女儿的演出。尽管这并非在正式的剧院中，但它具备了戏剧的基本要素：演员、观众和表演。

孩子在这个熟悉的环境里感到非常自在，能够自由地发挥自己的想象力和创造力。与母亲在一起，她感到无比的舒适、稳定和幸福，这让她能够更加自由地探索和表达自己。母亲在这个过程中没有进行任何干预，只是微笑着、鼓励着，甚至称赞孩子的奇特表现，这进一步激发了孩子的热情和创造力。这个场景不仅展现了孩子在戏剧游戏中的自发性和创造性，也体现了戏剧治疗的潜在价值。在这个安全和支持的环境中，孩子能够自由地表达自己的情感和想法，而母亲的角色则是提供无条件的爱和接纳，这正是戏剧治疗中所追求的理想状态。通过这样的互动，孩子和母亲共同创造了一个充满爱和创造力的

① 译者注：“现存”这个词在戏剧和表演艺术的语境中，通常指的是“在场”或“现场存在”的概念，它强调的是艺术表演的即时性和现场性。这个表述是正确的，它捕捉了戏剧艺术中一个重要的方面，即演员和观众在同一时间和空间内的共同体验。这种体验是不可复制的，每一次的表演都是独一无二的，因为它涉及现场的互动和即时的反应。

② 译者注：这句话出自弗兰兹·卡夫卡的作品，表达了一种深刻的孤独感和对内心平静的渴望。卡夫卡是20世纪初的捷克德语小说家，以其超现实和荒诞的写作风格而闻名，他的作品常常探讨个体在现代社会中的异化和无力感。

戏剧性时刻。

“现存”这一概念在戏剧中占据着核心地位，它强调的是演员和观众在同一时间和空间内的共同存在。正如亨利·古耶（Henri Gouhier，1898 — 1994）[①]所指出的，戏剧的本质在于将现有的、即时的体验作为艺术的表现原理。这种即时性和现场感是戏剧、舞蹈、音乐等表演艺术的关键特征，因此这些艺术形式也被称为“时间艺术”。戏剧理论家，包括亚里士多德在内，都将“现存”作为他们理论的核心。许多戏剧理论的其他方面都是围绕这个中心概念展开的。简言之，戏剧的核心在于演员和观众在“此时此地”的实时互动，这种互动是戏剧艺术最基本也是最重要的属性。

在戏剧治疗中，观众和演员的“此时此地”概念意味着治疗师和参与者在同一个空间和时间里的相遇。这与传统戏剧不同，在传统戏剧中，演员在舞台上表演，而观众在观众席上观看。但在戏剧治疗中，治疗师和参与者既是演员又是观众，他们的角色不是固定的，而是互动的。这种互动关系使得治疗师和参与者能够在戏剧治疗的过程中相互影响。他们通过角色扮演和即兴表演来探索情感和行为，同时观察和体验对方的表现。这种双向的互动促进了心理上的变化，因为每个人都在不断地反映和适应对方的行为，从而在治疗过程中实现自我发现和治疗。

在这个场景中，孩子通过扮演医生给病人娃娃打针的游戏，将游戏中的情景联系到了自己的实际行为。孩子意识到，如果自己因为哭闹而吃了不健康的食物，可能会生病，就像娃娃一样需要去医院打针。这种认识促使孩子突然向母亲宣布：“妈妈，从现在开始我只吃好的东西了。”同时，母亲观察孩子模仿大人的行为，发现了孩子之

---

① 亨利·古耶（Henri Gouhier，1898 — 1994）是法国著名的哲学家和文学批评家。他曾任教于巴黎索邦大学，是法兰西学院哲学院士。古耶以其在美学和哲学史领域的卓越分析而闻名，特别是在戏剧技法的研究上有着深刻的见解。他将戏剧视为一个“观看场所”和“存在”之间的意义体系，深入探讨了戏剧作为沟通艺术的本质。古耶的著作包括《戏剧的本质》（1943）和《戏剧与存在》（1952）等，这些作品集中体现了他对戏剧深层次理解和分析的成果。

前未被察觉的一面。在共同玩娃娃的过程中，母亲有机会介入孩子的游戏，询问孩子的意图，或者根据自己的想法引导孩子。孩子感受到游戏中的情景与现实生活中的经历相似，开始反思自己的行为。母亲也找到了与孩子交流和引导的最佳时机。这种互动不仅促进了孩子对自己行为的反思和改变，也加深了母子之间的沟通和理解。通过这种戏剧性的互动，孩子能够在安全和支持的环境中表达自己的情感和想法，而母亲则通过观察和引导，帮助孩子更好地理解和调整自己的行为。这种双向的互动关系是戏剧治疗的核心，它不仅有助于个体的心理成长，也增强了家庭成员之间的关系。

在这个过程中，孩子和母亲之间建立了完全的信任关系。在这种戏剧化的游戏情境中，我们可以看到关系的即时形成，以及相互之间的影响和改变。这种戏剧游戏不仅具有教育意义，还具有治疗效果，因为它提供了一个安全的环境，让孩子在模仿和角色扮演中学习、反思和成长，而母亲则能够在这个过程中给予指导和支持。

在这个场景中，母亲与孩子之间的关系可以类比为戏剧治疗中治疗师与参与者之间的关系。母亲对孩子的需求和行为有着深刻的理解，她知道孩子想要什么，以及孩子的行为背后的含义，有时甚至比孩子自己还要清楚。因此，母亲能够在最恰当的时刻为孩子提供所需的支持。孩子则视母亲为全知全能的存在，相信母亲能够满足他们的所有需求。这种信任和依赖关系有时甚至延续到成年后，孩子可能会渴望成为像母亲那样的人。母亲在孩子心中的这种角色——一个明确的信任对象和未来榜样——也是理想戏剧治疗师的形象。这种信任和依赖关系在戏剧治疗中尤为重要，因为治疗师需要通过建立信任来帮助参与者在安全的环境中探索和表达自己的情感和行为。通过这种互动，参与者能够更好地理解自己的内心世界，并在治疗师的引导下实现自我发现和成长。

在戏剧治疗中，治疗师和参与者的相遇标志着治疗过程的开始，这种相遇可能是参与者自发的，也可能是基于监护人的推荐。初次会面时，建立信任关系是至关重要的一步。朴正顺（1996）指出，“信任感的产生不仅仅是基于主观的信赖，而是因为信任对象本身值得信赖”。因此，治疗师需要展现出值得信任的品质，从而激发参与者的信任感。这种信任的建立对于治疗的成功至关重要，但并不容易实现。因此，在讨论治疗师与参与者之间的关系时，治疗师的资质和能力是一个重要议题。

治疗师如何建立参与者的信任感是一个关键问题。根据埃里克·埃里克森（Erik Erikson）[①]的观点，治疗师如果能够像母亲一样，仅仅通过存在就能让人产生信任感，那将是非常理想的。这种信任感通常是在婴儿出生后的第一年与母亲之间形成的，因此，治疗师需要在比喻的意义上努力成为“好母亲”。唐纳德·威尼科特（Donald Winnicott，1896 — 1971）[②]提出的“好母亲”角色，包括拥抱、治疗和引导等，已经成为现代心理治疗中治疗师的基本姿态。这意味着治疗师需要提供温暖、接纳和支持，帮助来访者感到安全和被理解。通过这种方式，治疗师能够促进来访者的信任感，从而为治疗过程打下坚实的基础。

信任的建立往往基于对方对我们的深刻了解和理解。在治疗师和来访者的关系中，这种了解和理解体现为“诊断”，即治疗师能够准确地识别来访者者的需求和问题。因此，治疗师的诊断能力是来访者

---

① 译者注：埃里克·埃里克森（Erik Erikson）是一位著名的德裔美籍发展心理学家和精神分析学家，以其提出的社会心理发展八阶段理论和认同危机概念而闻名。他的理论强调了个体在不同生命阶段如何适应外在环境，并在社会和文化的影响下形成自我认同。埃里克森的理论不仅关注儿童和青少年的发展，也涵盖了成年人的整个生命周期，提供了一个全面的人格发展模型。他的工作对心理学、教育、社会工作等领域产生了深远的影响。

② 唐纳德·威尼科特（Donald Winnicott，1896 — 1971）是英国著名的儿科医生和精神分析学家，他深受弗洛伊德和克莱因的对象关系理论的影响，并在此基础上建立了自我发展理论的基础。威尼科特的理论主要关注早期母婴关系对儿童心理发展的影响，特别是母亲在儿童自我发展中的作用。威尼科特提出了“足够好的母亲”（good-enough mother）的概念，强调母亲对婴儿需求的适应性响应，同时也允许孩子经历挫折和失败，这有助于孩子发展情感韧性和独立性。他还引入了“过渡性对象”（transitional objects），如孩子依恋的毯子或玩具，这些对象作为孩子内心世界和外部世界之间的中介，帮助孩子发展安全感和自主性。威尼科特的理论在心理治疗和戏剧治疗领域产生了深远的影响。

信任他们的基础。这种诊断不仅基于来访者的疾病标签，还包括对其个性和独特性的深入理解。即使面对有相同疾病的来访者，治疗师也需要采取不同的方法来接近每个人，因为每个人的性别、年龄、工作等个人背景都是重要的变量。

为了建立来访者的信任和信赖，治疗师还需要具备“平等”这一品质，这意味着治疗师和来访者之间的关系应该是平衡的。如果来访者感觉到治疗师高高在上，他们可能会感到自卑，这会阻碍他们坦诚地表达自己的问题，从而无法建立起信任和信赖的关系。埃里克·埃里克森（Erik Erikson）强调了治疗师和来访者之间应该存在的平等关系的重要性。

> 医生或治疗师只有在自己内心面临类似的真理时，才能够有效地治疗患者。他们不是通过审查自己的想法和感情来进行治疗，而是通过减轻患者对他们的抵抗，使患者被压抑的想法和感情得以表达。同时，医生学会了通过自己对患者的指责和患者的自由联想来缓和内心发生的感情指责。（埃里克·埃里克森，1987）

埃里克·埃里克森（Erik Erikson）在其理论中强调了医生与患者之间建立信任和平等关系的重要性。他认为，医生必须通过深入了解和理解患者，使患者感到被平等对待，从而打破两者之间的壁垒。为了获得患者的信任和信赖，医生需要努力让患者感到自己被理解，甚至比医生自己更了解他们。同时，医生需要照顾患者，让他们感到平等，这有助于建立信任关系。埃里克森提出，自我反省和分析是医生必须具备的先行过程，这意味着医生需要不断地自我审视，以便更好地理解患者，从而提供更有效的治疗。

（二）治疗师暨“老师”

耶日·格洛托夫斯基在戏剧实践中探索了类似于“来访者与治疗师”的关系。他通过演员和观众之间的关系不断探索人类的本质，追求“为了真正的人类经验”的戏剧，并引入了“老师”和“神圣的演员”的概念。对于他来说，训练演员的“老师”是“提出极端的情况，并要求执行，且鼓励其坚持探索可能性的消除自我暴露的艺术过程的人”（耶日·格洛托夫斯基，2007）。而“神圣的演员将内在最深奥的自我真实的内在形象化为祭品。神圣的演员通过伴随技术的真实性和才能的伦理实践得以体现”（耶日·格洛托夫斯基，2007）。

格洛托夫斯基称自己的演员训练方法是“否定法（via negativa）”。这是“将演员从恐惧中解放出来，感受自己完全自由、充满能量的身体，消除一切妨碍自己能力做任何事情的感觉”（耶日·格洛托夫斯基，2007），也是戏剧治疗方法的重要基础。戏剧治疗的实际技法是为了帮助来访者自我认识而一一剖析－运用演员的演技训练技术，而格洛托夫斯基的方法论被认为是最出色的演技训练方法之一。通过这些方法，格洛托夫斯基不仅在戏剧领域，也在戏剧治疗领域留下了深刻的影响。

所有的动作和声音都是从演员自身开始，并且源于演员自身。演员需要对影响他们的一切作出反应，因为记忆是身体的一部分，而活着的有机身体是精神和身体的总体。因此，在练习过程中，演员需要重视的是接近动作和冲动的结合体，以达到身体各部位的和谐。（耶日·格洛托夫斯基，2007）。

在戏剧治疗的实践中，第一阶段通常涉及让来访者通过身体体验接触和反应，这与苏珊·杰宁斯（Sue Jennings）所说的“体现（embodiment）”概念相似。在这一过程中，来访者和治疗师通过身体确认彼此的存在，建立起初步的联系。戴维·里德·约翰逊（David Read Johnson）基于耶日·格洛托夫斯基（Jerzy Grotowski）的理论，创立了戏剧治疗的发展变形模式。在这个模式中，治疗师和来访者在游戏空间（playspace）内的关系特别类似于老师和学生的关系。治疗师的角色是帮助参与者清除身体和精神上的障碍，就像一位老师一样。

老师的基本作用包括提出建议、要求、督促、鼓励和引导学生。然而，要成为一位真正的老师，还需要具备对自己的伦理性、坚定的意志，并且最重要的是要相信自己。在这样的师生关系中，来访者不仅仅是一个普通的演员，还有可能成为一个“神圣的演员”。“神圣的演员”这一概念源自耶日·格洛托夫斯基（Jerzy Grotowski）的理论，指的是演员通过一种深刻的自我牺牲，实现了真正的自我解放。这种“牺牲”不仅仅是放弃或献出自己，而是一种戏剧性的、深层次的概念。它涉及“展示自己的一切”，与演员的存在和实际生活紧密相关。当演员在舞台上将这一过程形象化时，观众便开始“存在”，即开始体验和感受演员的表演。这就是格洛托夫斯基所说的“他人对人类存在的总体认可”，即观众对演员存在的认可和共鸣。通过与演员的相遇，观众实现了从根源上恢复为人的目标。演员之所以被称为“神圣”，是因为他们有能力改变自己和观众，经历超越自我的过程，并以此恢复人类本来的面貌。

在这个过程中，演员和观众之间的互动不仅仅是艺术表现，更是一种深刻的人类经验，它触及了人类共通的情感和存在。格洛托夫斯基的这种理念不仅在戏剧领域产生了深远影响，也为戏剧治疗提供了宝贵的理论基础。通过这种“神圣的演员”概念，戏剧治疗能够帮助来访者在安全和支持的环境中，通过身体和情感的表达，实现自我发现和治疗。

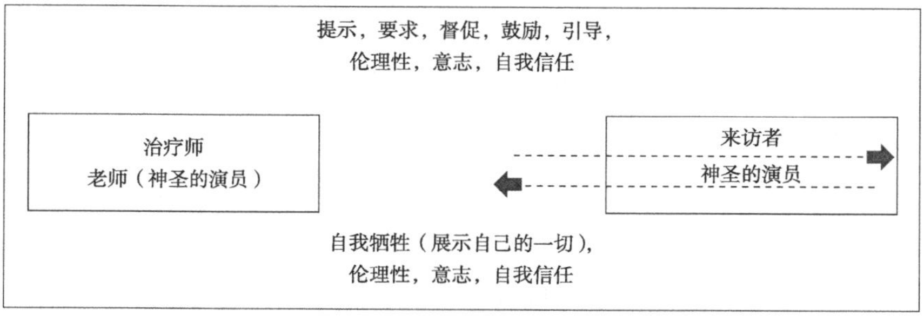

图 3　来访者与治疗师的互动关系

戏剧治疗是一种专门针对心理–精神问题患者的治疗方式，属于心理治疗的一个分支。在戏剧治疗的过程中，来访者通过戏剧性的活动和表达来重新发现和认识自己的问题，进而经历一个深刻的变化过程。在这个特殊的治疗空间里，来访者不仅揭开和直面当前的问题，而且与自己的真实感受和内在自我相遇，这个过程被称为“自我揭露”。耶日·格洛托夫斯基将这种自我揭露的过程视为一种转变，它使得来访者能够实现惊人的变化。戏剧治疗师在这个过程中扮演着至关重要的角色，他们引导来访者经历这一转变，帮助他们实现自我认识和自我超越。在戏剧治疗的这个特殊空间中，来访者和治疗师都成了“神圣的演员”，他们共同参与一个与世俗分离的、专注于内在探索和变化的过程。

耶日·格洛托夫斯基对演员的伦理态度有着深刻的理解，他认为这种伦理态度是一种基本的道理或规范，是一种内在的坦诚。这种坦诚不是对别人的要求，而是演员自己应该具备的品质。在戏剧治疗中，“自我牺牲”是一种为了恢复人类本来面貌而不断揭露和清除自己的过程，这一过程是自我超越的。通过这种自我牺牲，演员成为“神圣的演员”。老师或治疗师在戏剧治疗中扮演着向导的角色，他们已经经历过“神圣的演员”阶段，现在更进一步地担任指导者。作为老师的治疗师在对待参与者时，会采取多种方式，包括提示、要求、督促和鼓励。这些行为都基于伦理性、意志和自我信任。治疗师的目标是帮助参与者成为“神圣的演员”，也就是实践“自我牺牲”。

在戏剧治疗中，治疗师会按照一定的顺序记录实际能做的项目，而来访者则对治疗师的提示和要求做出反应，逐渐打开心扉展示自己。对于来访者来说，伦理性、意志和自我信任是他们尝试自我牺牲的基础。通过这个过程，他们可以逐渐经历和实践自我牺牲。如果这个过程不断重复，来访者能够实践自我牺牲的领域将会进一步扩大。

来访者在治疗空间中展现自己之前，需要建立起对治疗师的完全信任，这种信任基于确信自己会被他人接受。自我牺牲的实现需要在充分理解自己和认识自己之后才有可能。因此，为了恢复来访者在与他人关系中能够更加坦诚地展现自己的健康状态，最重要的是安全地接受自己。治疗师在戏剧治疗中的角色既是老师又是“神圣的演员”，他们引导来访者体验自我牺牲的过程。

这一点揭示了戏剧和戏剧治疗之间的区别：戏剧侧重于演员向观众展现自我牺牲的艺术表现，而戏剧治疗则侧重于来访者通过自我牺牲实现个人成长和治疗。简而言之，戏剧治疗中的来访者通过建立信任、自我理解和自我牺牲的过程，来实现个人的治疗和成长。治疗师通过自己的角色和经验，帮助来访者安全地经历这一过程，从而在与他人的关系中更加坦诚和健康地展现自己。这种治疗过程强调了个人内在工作的重要性，以及治疗师在引导这一过程中的关键作用。

在戏剧治疗中，具备教师资质的治疗师扮演着至关重要的角色。他们不仅要提供安慰和理解，还需要引导来访者面对极端的情况。这里的“极端情况”指的是那些来访者可能本能地想要回避的场面或事件，这些可能是他们内心深处的恐惧、痛苦或冲突。许多来访者在寻求戏剧治疗时，希望得到治疗师的安慰和认可，他们可能希望被告知自己的行为是可以理解的，甚至认为自己应该受到保护。这种心态可能源于他们对自己病痛的认识，以及对自己作为患者身份的认同。他们可能已经尝试了各种治疗方法，但未能实现治愈，从而希望得到治疗师对自己患者身份的认可。

然而，治疗师在提供安慰的同时，也必须提出挑战，引导来访者面对那些他们可能真心想要回避的极端情况。这种做法预示着来访者和治疗师都将经历一个非常艰难的过程。这种挑战不仅是对来访者的考验，也是对治疗师专业能力的考验，因为它要求治疗师在保持同情和理解的同时，也要勇于推动来访者走出舒适区。从这个角度看，治疗的过程是一个痛苦的历程，但正是通过这个过程，来访者才能实现真正的治疗和转变。治疗师的角色是引导者和老师，他们通过提出极端情况，帮助来访者面对内心的恐惧和痛苦，从而促进治疗的进展。这是一个既需要勇气也需要敏感性的过程，治疗师必须在确保来访者安全的同时，鼓励他们面对和克服内心的障碍。

（三）戏剧性投射

戏剧治疗是一种特殊的心理治疗形式，它通过戏剧性的活动和表演来帮助来访者面对和处理他们通常不愿面对的情况或人物。治疗师在这一过程中扮演着至关重要的角色，他们不仅提供安慰和理解，还不断鼓励和督促来访者执行这一过程，激发来访者恢复的意志力。这种在戏剧治疗现场发生的"现存"具有戏剧性的投射形态，即来访者通过戏剧活动将自己的内心世界投射到外部行为和角色中。

菲尔·琼斯（Phil Jones）强调，在戏剧治疗的主要途径中，戏剧性投射和变形是最重要的。戏剧性投射是指通过与戏剧相关的行为来确认自己的面貌，这一过程占据了戏剧治疗工作的绝大部分，并明显地体现了戏剧治疗与其他心理治疗的差异化。与传统以语言为中心的心理治疗不同，戏剧治疗主要通过投射而非转移进行。在戏剧治疗中，治疗师和来访者的比重相对较弱，因为治疗过程更多地依赖于多样的剧情活动和非语言表现，让来访者在经历投射的同时认识自己的面貌。"从古典的弗洛伊德立场来看，把投射等视为主要的防御机制。但在戏剧治疗中，戏剧性投射在创造内心的感情状况和外部的形式及存在之间必需的关系层面上具有重要意义。"（菲尔·琼斯，2005）。这种投射不仅帮助来访者表达和处理情感，还通过角色扮演和情节演绎，提供了一个安全的环境来实现不同的情感和解决方案。通过这种方式，戏剧治疗能够有效地促进情感表达和创造性解决问题，为来访者提供了一种非药物的选择，帮助他们更好地理解和处理自己的情感问题。

在戏剧治疗中，来访者进行戏剧性投射[①]不仅仅是防御机制的结果，而且标志着与治疗师之间建立了一定程度的信赖关系。这种信

① 戏剧性投射的代表性例子就是戏剧性的行动。参与者根据角色行动时，有对手角色的情况和没有对手角色的情况截然不同。如果有对手，那就是行动和反应的连续体。相反，若将对方人物设定为想象，独自行动时，自己的想法会如实反映出来。在治疗工作中，以如此不同的方式进行相同的情况，使其体验其差异，有助于参与者的诊断和参与者的自我认识。

赖关系允许来访者在不知不觉中主动参与治疗过程中来，并在这个过程中自觉地认识到自己的行为与内在心理状态之间的联系。这体现了来访者的自发性和自我发现的能力。引用罗伯特·兰迪（Robert J. Landy）的话："作为解放地点的美的距离与患者最自发地瞬间一致。那是创造性的瞬间，是无限可能性的瞬间，是游戏的瞬间，也是无意识的通道被打开，象征戏剧性行动的瞬间。"（罗伯特·兰迪，2002）。在这个瞬间，来访者的治疗和恢复过程开始启动，而治疗师则扮演着引导这一过程的老师角色。

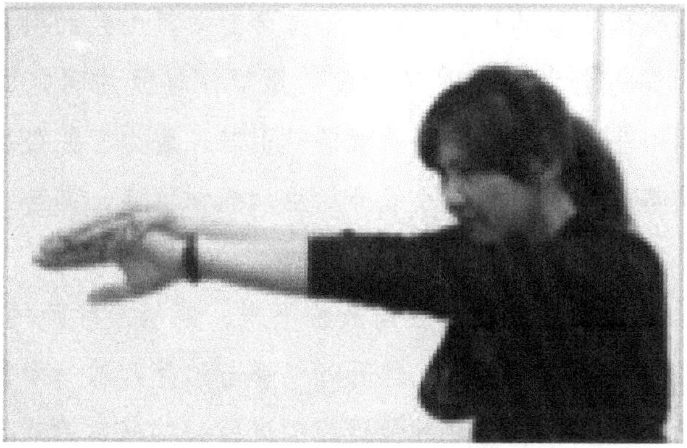

图 4　来访者的角色行动

【案例：1-3】：治疗师与来访者的初次会面

1. 小俊

小俊是一位7岁的自闭症儿童，面对陌生环境和人群时表现出明显的不适，尤其抗拒进入不熟悉的空间。在戏剧治疗的首次活动中，小俊在治疗室外哭泣，坚决拒绝进入。尽管母亲建议他可以选择回家，小俊却紧紧依附在母亲背上，哭声愈发强烈。经过一番安抚，小俊最终在母亲的陪伴下勉强进入治疗室，他将头埋在母亲背上，小心翼翼地打量着四周。为了缓解小俊的紧张情绪，治疗师们精心准备了他喜爱的物品，包括模型汽车、军人玩偶和球等。小俊逐一拿起这些玩具，随着互动的进行，他的戒备心理逐渐消除。当他看到自己钟爱的绿色蜡笔时，治疗师顺势邀请他一同参与绘画活动，这使得小俊愿意离开母亲的怀抱。然而，当意识到即将与母亲分离时，小俊又表现出不安，希望母亲继续背着他。为了确保治疗的顺利进行，另一名治疗师接替母亲，背起小俊。

在治疗师使用绿色蜡笔绘画的过程中，小俊的兴趣被进一步激发，他开始主动指导治疗师如何绘画。通过这一互动，小俊逐渐融入戏剧治疗的氛围中。借助与治疗师的互动以及自己喜欢的物品，小俊开始适应治疗环境，并与治疗师建立起初步的联系。

在戏剧治疗过程中，小俊经历了显著的转变。最初，小俊对参与治疗活动表现出明显的抗拒，但在治疗师耐心且细致的引导下，情况逐步改善。治疗师首先满足了小俊的愿望，与他共同完成了一幅画作，随后利用小俊感兴趣的动物玩偶吸引其注意力，并鼓励他进行互动。这一策略取得了成功，小俊开始主动抓住玩偶，并与治疗师一同玩耍。

随着治疗的深入，小俊逐渐放松下来，他从治疗师的背上下来，舒适地坐在治疗师的膝盖上。他开始能够与治疗师像一个团队一样共同参与活动，并且也能够与其他治疗师进行一些基本的戏剧活动。到了第一次治疗课程结束时，小俊已经能够自由地探索治疗空间，并从中获得乐趣。最显著的变化是，小俊的态度发生了彻底的转变。他不仅不再害怕和讨厌戏剧治疗空间，反而开始期待来到这里，并宣称这是他最喜欢的地方。每次来到治疗中心，小俊都会兴奋地跑进来，表达他对这个地方的喜爱。这表明戏剧治疗不仅帮助小俊克服了最初的恐惧和抵触，还让他找到了乐趣和舒适感，这对他来说是一个巨大的进步。

2. 敏熙

敏熙是一位30多岁的职场女性和母亲，她认真负责地承担着工作和家庭的责任。然而，随着时间的推移，她感到自己发生了变化，并产生了危机感。此外，她从孩子的幼儿园老师那里得知孩子可能有情绪问题，这让她觉得有必要暂时放下工作，寻求治疗。因此，她决定尝试戏剧治疗。

敏熙对戏剧治疗有着积极的反应，她表示“戏剧治疗真的很好”，并提到在音乐活动中热身让她感到快乐，很适合她。尽管在短暂的戏剧表演中感到有些害羞，但她意外地享受了这个过程。由于敏熙没有特定的心理障碍，她决定先进行大约十次的短期治疗，之后再根据实际情况调整。在第一次治疗中，为了吸引她对治疗的关注，治疗师认为给她一些刺激是必要的。敏熙在治疗过程中用身体表现了一尊雕像，这让她清晰地体验到了不同角色和情感，这些体验是她之前没有意识到的。在治疗结束时，治疗师与她讨论了治疗作业，敏熙对治疗师的观察表示认同。尽管她只是接受了第一次治疗，但她表示这次经历让她回顾了自己的一些经历，并约定了下一次治疗的时间。

然而，敏熙并没有在约定的下次治疗时间出现。后来，她通过电话告知治疗师，由于忙碌，她无法继续治疗，之后也再也没有回来。这表明，尽管敏熙对戏剧治疗有积极的初步反应，但她的日常生活和责任最终影响了她继续治疗的决定。

在戏剧治疗实践中，治疗师有时会遇到像敏熙这样的个案，他们在治疗过程中突然退出，不再继续治疗。这种情况虽然不常见，但对治疗师来说是一个挑战，因为它会引发他们对自己专业资格和能力的怀疑，以及感到挫败。治疗师非常清楚第一次治疗的重要性，特别是建立与参与者之间的共鸣和信任关系，因此当参与者未能继续治疗时，治疗师会感到更加失望。

面对这样的情况，治疗师会反思两种可能的情景：

对于像小俊这样的孩子，如果他总是按照自己的意愿行事，不愿意参与治疗活动，治疗师如果选择顺应他的愿望，让他回家，可能就失去了继续治疗的机会。在这种情况下，治疗师需要找到合适的方法来适应小俊的需求，同时鼓励他参与治疗，而不是简单地放弃。这需要治疗师在尊重小俊的选择和需求的同时，寻找方法来维持治疗的连续性和效果。

对于像敏熙这样的成人参与者，如果治疗师在第一次治疗后没有坦诚地讨论治疗进展，而是以愉快的方式结束治疗，可能还会继续与敏熙见面。这种轻松的方式可能会为敏熙创造一个逐渐自我发现和变化的机会，即使她最初可能没有意识到自己的需求。然而，如果治疗师没有在第一次治疗后与敏熙进行深入的讨论，敏熙可能因为生活中的其他责任而无法继续治疗。

在这两种情况下，治疗师的角色至关重要，他们需要在尊重参与者的选择和需求的同时，寻找方法来维持治疗的连续性和效果。这种平衡是戏剧治疗中的一个重要挑战，需要治疗师具备高度的专业技能和敏感度。治疗师必须在坚持治疗目标和适应参与者个性之间找到平衡，以促进治疗的成功。

在戏剧治疗中，治疗师对小俊和敏熙这两位参与者采取了相同的专业态度，通过以下关键步骤来确保治疗的有效性和连续性：

首先，治疗师努力吸引两位参与者来到治疗现场，这是建立治疗关系的基础。对于小俊，治疗师通过展示他喜欢的玩具和绘画工具来吸引他的注意力；而对敏熙，治疗师则通过音乐活动和热身来激发她的兴趣。其次，治疗师对两位参与者进行了细致的观察，以便及时感受到并理解他们的需求和愿望。通过观察，治疗师能够捕捉到小俊对母亲的依赖以及敏熙对新环境的适应情况，从而调整治疗策略。再次，治疗师以坦诚的态度与两位参与者沟通，建立了真诚的治疗关系。这种坦诚的沟通不仅有助于建立信任，还为后续的治疗活动奠定了坚实的基础。最后，治疗师引导两位参与者体验快乐，这是治疗过程中的一个重要目标。通过引导小俊参与绘画和玩偶互动，以及引导敏熙参与音乐和戏剧表演，治疗师帮助他们找到了治疗中的乐趣，从而增强了他们继续参与治疗的意愿。

尽管治疗师对小俊和敏熙采取了相同的专业态度和方法，但治疗结果却有所不同。这种差异可能源于参与者的个性差异。对于像小俊这样直接表达自己想法的孩子，治疗师可以通过观察他的行为来理解他的需求和感受。然而，对于像敏熙这样的成年人，他们可能不会完全坦诚地表达自己的真实感受，因此治疗师需要在仔细观察的同时与他们建立信任关系。

许多患者对自己的问题有清晰的认识，并且对暴露自己的弱点非常敏感。治疗师需要理解这些复杂的情感，并在此基础上与患者建立信任关系。为了赢得患者的信任，治疗师首先需要信任患者。敏熙拒绝继续治疗可能是因为她感觉到治疗师并不真正信任她。在治疗中，信任和信赖是至关重要的因素。治疗师为了能够真正地给予患者信任，首先需要自我检查，确保自己真正地信任患者。只有这样，治疗师才能相信自己，用自己的力量去信任参与者。这种信任是治疗成功的关键，它需要治疗师的自我意识和对患者的真诚关怀。简而言之，治疗师的专业态度和对患者的信任是戏剧治疗成功的重要因素，但参与者的个性和治疗师与患者之间的信任关系也对治疗结果有着重要影响。

二、戏剧性经验–角色：模仿和变身

不知周之梦为胡蝶与，胡蝶之梦为周与？①

——庄子

（一）戏剧的悖论

戏剧治疗的力量基于“戏剧即生活”的理念。莎士比亚曾说：“整个世界是一个舞台。”尽管这句话常被用来隐喻生活，但它并不意味着生活与戏剧在现实中完全相同。当我们说戏剧像生活时，我们强调的是，要演好戏剧，就必须对生活有深刻的理解。如果我们将世界视为一个舞台，那么我们就可以像演员一样在这个世界上生活。这种说

① 译者注：这段古文出自《庄子·齐物论》，通过庄周（庄子的本名）梦中化为蝴蝶的故事，提出了关于现实与梦境、主体与客体之间界限的哲学思考。庄子在这里质疑，到底是庄周梦见自己变成了蝴蝶，还是蝴蝶梦见自己变成了庄周，从而探讨了“物化”的概念，即万物变化无常，人与自然万物之间的界限并不明确。

法背后隐藏的意图是，我们应该在各个领域关注不同的事实。

戏剧与生活之间的相似性和差异性构成了戏剧治疗的基础，同时也与戏剧的悖论密切相关。戏剧的悖论主要体现在三个方面：第一，现实与虚构 —— 戏剧既是现实的反映，也是虚构的创造；第二，演员与观众 —— 在戏剧中，我们既是演员，扮演着角色，也是观众，观察和体验剧情；第三，角色与自我 —— 演员在扮演角色的同时，也是在展现自己的一部分。这三个因素构成了戏剧的本质，也是戏剧治疗能够产生疗效的关键。由于这些内在相反的属性，我们能够对“此时此地”有一个客观的认识，从而实现自我反省。戏剧治疗正是利用这些悖论，帮助来访者在戏剧的框架内探索和处理现实生活中的问题。通过戏剧性的体验，来访者能够促进自我认识和治疗，从而在现实生活中获得更深刻的洞察和成长。

戏剧治疗的核心在于探索和体验戏剧与生活之间的复杂关系，尤其是通过“角色与自我”的悖论。以演员美娜扮演朱丽叶为例，这一悖论揭示了演员在舞台上的双重存在：美娜既是剧本中的角色朱丽叶，同时也是现实生活中的演员美娜。这种双重身份是戏剧治疗的基础，它允许来访者在戏剧的框架内探索自我与角色之间的界限。

如果美娜的表演不够投入或不够真实，观众会意识到她仍然是美娜，而非朱丽叶。然而，当她的表演非常出色时，观众可能会忘记美娜的存在，完全沉浸在朱丽叶的角色中。这种错觉是美娜通过刻苦训练和精湛演技创造的结果。她不仅成为朱丽叶的“身体–生活”，还在扮演角色的同时实际体验了戏剧的悖论。戏剧治疗利用这种角色与自我的融合，帮助来访者在安全的戏剧环境中探索和处理现实生活中的问题。这种体验涉及戏剧治疗和心理剧的界限，因为它不仅包括角色扮演，还涉及个人情感和心理状态的探索。通过这种方式，来访者能够在戏剧的框架内安全地体验不同的情感，获得自我认识，并促进治疗过程。

（二）戏剧治疗和心理剧

戏剧治疗是一种独特的心理治疗方法，它借鉴了演员的演技训练技巧，并强调通过扮演非我角色来促进自我反省。以下整理了兰迪（Landy）对戏剧治疗主要特性的阐述：

戏剧治疗与普通戏剧不同，它更注重演员本身而非角色，更关注以人为本而非单纯的人格面具，且尤为重视创造性的过程。戏剧治疗与以舞蹈、音乐、诗、视觉艺术等为基础的其他创造性艺术治疗领域相似，是通过创造艺术、运动、声音、语言和视觉形象所产生的象征性形象表达来进行的，这使得它与其他传统心理治疗形式有着明显的区别。（罗伯特·兰迪（Robert J · Landy），2012）

戏剧治疗与心理剧虽然都强调艺术性和创造性，但它们在实践中的应用和侧重点存在显著差异。雅各布·莫雷诺（Jacob Moreno）创立的心理剧更侧重于将戏剧行为与个人的实际生活紧密联系起来，通过角色扮演来探索和解决个体的心理问题。心理剧的主角通常呈现的是自己的生活经历或内在世界，其导演往往没有戏剧专业的背景，而是从心理治疗的学习开始，将心理剧作为一种精深的理论学派或技术来提升咨询能力。

相比之下，戏剧治疗则更广泛地运用艺术性创造，包括即兴和虚构元素，为来访者提供一个更为广阔的创造性表达空间。戏剧治疗师通常具有戏剧艺术的专业背景，他们通过创造艺术、行动、声音、语言和视觉形象来进行治疗。这种方法不仅包括了心理剧的元素，还扩展到了更广泛的艺术形式。在角色扮演之前，戏剧治疗同样重视以人为本的原则，但它更倾向于使用虚构的角色和情境，以促进来访者的自我反省和心理成长。

因此，尽管两者都以人为中心，戏剧治疗在艺术性的创造上提供了更多的自由度和多样性，而心理剧则更注重于个体生活经历的再现和心理冲突的解决。

心理剧是由雅各布·莫雷诺（Jacob Moreno）创立的一种以个体实际生活经验为基础的治疗方法，其艺术性和创造性主要体现在将现实生活中的事件和矛盾转化为戏剧行为上。心理剧的空间被称为“罗库斯纳森迪”（Locus nascendi）[①]，意为“出生地”，象征着心理剧的实践是以来访者的真实生活经历为核心。在这个空间内，来访者通过戏剧活动重现过去的事件和矛盾，探索不同的自我分身或角色转换，以检查和解决现实问题。莫雷诺指出：“如果按照字面意思来理解心理剧的空间，那么可以将其命名为‘罗库斯纳森迪’（Locus nascendi），这个词意味着‘出生地’。”这一说法很好地体现了心理剧以现实生活为基础、直接关联个体亲身经历的特点。在“罗库斯纳森迪”中，来访者通过戏剧活动直接再现了过去实际发生的事件和矛盾。例如，来访者可能会思考：“如果当时我这样说和行动，如果当时我的内心有别的分身，或者如果当时那个人和我的位置发生了改变等”，以现实为基础，对类似问题的事件或关系中出现的矛盾进行检查。在这里，来访者的想象力被用于这种介入角色转换或自我分身的阶段。

与心理剧相比，戏剧治疗在艺术性和创造性的运用上具有更广泛的领域。戏剧治疗不仅包含即兴和虚构的元素，还涵盖了更多样化的艺术形式，如舞蹈、音乐、诗歌和视觉艺术。这种治疗方法不局限于来访者的现实生活经历，而是通过创造性的艺术表达来促进个体的心理发展和自我探索。在戏剧治疗中，来访者可以自由地探索不同的角色和情境，从而获得一个更为广阔的创造性表达空间。

戏剧治疗与心理剧在艺术性和创造性的运用上存在显著差异。戏剧治疗强调通过亲身体验和即兴表演来探索和表达内心世界，这种体验往往涉及虚构的元素，例如扮演动物、植物、事物，甚至是抽象概

① 译者注：罗库斯纳森迪（Locus nascendi）在心理剧理论中指的是某物或某人的起源之地。根据雅各布·莫雷诺的说法，例如一朵花的“罗库斯纳森迪”是它发芽的土壤，而不是它可能被放置的某人的头发或花瓶。在心理剧的语境中，这个概念被用来强调心理剧活动与参与者的实际生活经验的紧密联系，即心理剧的行动和探索是根植于参与者的真实生活经历和情感之中的。通过在“罗库斯纳森迪”中重现和探索这些真实的事件和冲突，参与者能够更深入地理解和处理他们的问题。这个概念体现了心理剧以实际生活为基础，直接涉及个体经历的治疗属性。

念如爱情和悲伤。这种治疗方法允许来访者在没有直接关联到个人实际生活事件的安全距离下工作，从而提供了一种更为广泛和自由的艺术性创造空间。戏剧治疗中的这种“通过形象的”“东西”和“戏剧性的投射和变身”，使得来访者能够在一个假设的、似真的环境中，通过角色扮演和创造性表达来探索和处理个人问题。

相比之下，心理剧更侧重于来访者的实际生活事件和内在世界，通过角色扮演和场景设置来直接处理个人的心理创伤和情绪问题。心理剧的目标是诱发患者的自发行为，以便直接观察他的病情。通过特殊的戏剧形式，让来访者扮演某种角色，以某种心理冲突情景下的自发表演为主，将心理冲突和情绪问题逐渐呈现在舞台上。心理剧的治疗方法要求治疗师具备较高的心理学基础，因为它可能涉及回到创伤经历的场景中，这是一个需要谨慎处理的过程。

（三）角色扮演：变身-模仿

艺术与现实之间的关系是复杂且微妙的。艺术的本质在于其创造性和技巧性，它并非简单地复制现实，而是通过艺术家的技巧和想象来增强现实之美。例如，最美丽的女性本身并非艺术，但艺术家通过肖像画捕捉并表现其美，这种表现不仅体现了艺术家的创造性行为，还反映了其对模特的认知和理解。在戏剧表演中，演员美娜之所以能够成功地扮演朱丽叶，是因为她对角色有了深刻的理解和内化，从而实现了角色的变身。角色扮演涉及模仿和变身，同时需要想象力的参与。演员的训练并非为了自我表现，而是为了学习扮演虚构角色的技术，这是一种艺术行为。

然而，关于人类能否真正成为另一个人的问题，以及是否能够通过努力忘掉自我、变成完全不同的人，这些问题仍然是开放的。随着科学和文明的进步，未来可能会带给我们目前无法预知的可能性，例如通过某种技术手段实现身份的转换。但可以确定的是，无论变身前后的存在如何不同，这种转变本身就是一种深刻的艺术和哲学探索。

在戏剧治疗和表演艺术中，“角色扮演”要求演员超越自身的日常身份，通过技巧和创造力化身为角色的存在。这种变身是一种艺术性的转变，而非物理或本质上的改变。演员通过内在的理解和外在的表现，让观众感受到角色的真实性。正如康斯坦丁·斯坦尼斯拉夫斯基（Konstantin Stanislavsky）① 所指出的："我不能成为别人。奇迹般的变身是不像话的。"（Stanislavsky，2001）即使是最伟大的演员，也不可能完全成为朱丽叶，而只能展示自己内心的朱丽叶。因此，演员美娜并不是真的变成了朱丽叶，而是通过自己的理解和表现，让美娜表演的朱丽叶在舞台上"活"了起来。

角色扮演由模仿和变身组成，其中想象力也扮演着重要的角色。演员的训练并非为了自我表现，而是为了学习扮演虚构角色的技术，这是一种艺术行为。通过角色扮演，演员和观众能够对自身未知的部分进行探索，实现一种重新发现。戏剧治疗正是通过这种戏剧经验，在能够对自身进行更深入探索的过程中，奠定了其存在的基础。这种探索和发现的过程，是戏剧治疗和表演艺术中角色扮演的核心价值所在。

在戏剧治疗中，变身的意义实际上是一个恢复过程，这一过程始于唤醒身体的感觉。安托南·阿尔托（Antonin Artaud）强调，戏剧不仅是一个心理领域，也是一个造型性和物质性的领域。他突出了戏剧作为一种"五感"体验的特性——视觉、听觉、味觉、嗅觉和触觉，这种观点强调了戏剧的物质性和直观性，即戏剧是一种直接的、感官的体验。然而，从戏剧治疗的角度来看，戏剧同样属于心理领

① 康斯坦丁·斯坦尼斯拉夫斯基（Konstantin Stanislavsky）是俄国著名的演员、导演、制片人，被誉为现实主义戏剧的先驱者。他坚信戏剧艺术的社会重要性，并认为戏剧对大众有着巨大的影响力，因此演员应当成为大众的教育家。斯坦尼斯拉夫斯基在1989年创立了莫斯科艺术剧团，并在该团成功塑造了契诃夫的《海鸥》中的特里戈林、《万尼亚舅舅》中的阿斯特罗夫、《樱花园》中的加耶夫等角色，使得莫斯科艺术剧场声名远扬。他一生致力于开发自己的表演体系，直至生命的终结。斯坦尼斯拉夫斯基的著作包括《演员的自我修养》和《角色创造》，这些作品系统地阐述了表演艺术的规律和技巧。他的表演体系强调演员与角色的合一，要求演员在舞台上真正地生活，体验角色的情感，以达到"无我之境"。斯坦尼斯拉夫斯基的体系对全球戏剧和表演艺术产生了深远的影响，成为世界三大表演体系之一，至今仍被世界各地的演员和导演所研究和实践。

域，因为外在的行动背后反映了个体的内心世界。戏剧治疗的核心在于通过行动来探索和表达个体的心理状态。因此，尽管接触心理层面是一个重要的领域，但首先需要掌握的是个体作为一个实体的存在，包括他们与他人的相似之处和差异之处。

在戏剧治疗中，模仿行动是一种主要的治疗手段，这与戏剧的物质性和心理性特性紧密相关。模仿[①]意味着“接受他人”，它基于个体与他人之间的分离感。通过模仿，个体能够体验到他人的感受和视角，从而增进对自己和他人的理解。因此，变身可以被视为一个从模仿开始的过程，它涉及对他人行为的观察、理解和再现，最终实现一种超越自我认同的转变。

在戏剧表演中，演员美娜扮演朱丽叶的过程涉及深刻的变身和模仿技巧。首先，美娜需要通过想象将剧本中虚构的朱丽叶形象具体化，并在表演中刻画出该角色的特定行为和情感。为了接近朱丽叶，美娜必须分析自己在相同情境下与角色的思考和行动差异，并调整自己平时的行为模式，以真实地表现朱丽叶的行为特征。这一过程中，美娜放弃了自己平时的行为和思考方式，这与耶日·格洛托夫斯基（Jerzy Grotowski）的“否定法”（via negativia）[②]训练方法密切相关。

---

① 模仿在戏剧治疗中是一个至关重要的核心功能，它不仅是对他人行为的简单复制，而是一个深刻的理解和自我发现的过程。通过模仿，参与者首先需要观察并理解他人的行为，这一过程要求他们充分地接受和内化这些行为，从而在心理上实现对他人的认同。模仿引导参与者从观看戏剧的被动反应转变为主动的行动和自我认识，使他们能够在模仿他人行为的同时，探索和体验自己的内心世界。这种模仿行为不仅帮助参与者认识到自己与他人的相似之处，也让他们意识到个体之间的差异，从而在社会和人际关系中找到自己的位置。模仿中蕴含的力量使参与者能够在戏剧治疗的安全环境中探索不同的角色和情感，处理个人问题，促进自我成长。因此，戏剧治疗中对模仿的学习和应用是一个重要的治疗手段，它使参与者能够在模仿的过程中发现自我，理解他人，以及实现个人的心理治疗和成长。（朴美丽，2009）

② 耶日·格洛托夫斯基的“否定法”（via negativia）是一种戏剧表演训练方法，它通过消除演员的身心障碍来实现更深层次的表演。这种方法要求演员剥离社会规则和日常行为的束缚，以达到身心合一和内在冲动的自然表达。通过“否定法”，演员能够释放内在驱动力，使表演更加真实和有力。简而言之，“否定法”是一种通过内在自我揭露和清除来提升表演艺术的训练过程。

格洛托夫斯基的这种方法强调通过不断揭露和清除自我，克服身体中根深蒂固的习惯和障碍物。他自称是斯坦尼斯拉夫斯基的真正弟子，但他的方法在强调身体表现的重要性上更进一步。在表演训练中，斯坦尼斯拉夫斯基侧重于情感记忆，而格洛托夫斯基则更注重身体的表现和训练。

因此，美娜在变身为朱丽叶的过程中，不仅要在情感上与角色产生共鸣，还要在身体上进行深刻的探索和训练。这种训练和表演不仅要求演员在情感上与角色融合，还要求演员在身体层面上进行挑战和突破。通过这样的模仿和变身，演员能够在戏剧治疗中探索和表达角色的内在心理，同时也促进了自我发现和治疗的过程。

在戏剧表演中，演员在创作过程中不应仅仅依赖于“假如”或“给予的情况”，而应更多地依靠自身固有的生活经验。虽然通过创造构成演出的事件显然也是存在的，但演员不应依赖情绪记忆或追求“假如”这种方法，而应通过“身体－记忆”来回顾自己。这种“身体－记忆”不是关于身体的记忆，而是身体本身的记忆和“身体－生活”。演员需要回到对自己来说真正重要的经验，而不是用等待的经验来回顾自己。这种体验叫冲动。……没有对方就不会有冲动。……冲动总是以某种东西的存在为前提而发作。这种方法强调身体的表现和训练，而不仅仅是情感的回忆①。（耶日·格洛托夫斯基，2007）

在戏剧表演和治疗中，来访者常常面临认知或情绪上的问题，这些问题可能表现为感觉、感性及感情领域的过剩或缺乏。为了激发

① 译者注：耶日·格洛托夫斯基（Jerzy Grotowski）提出，演员的表演训练应通过“否定法”（via negativa）来实现，即通过削减行为中虚假的花样和伪装来实现真正的行动，探讨主体性的本质。他强调演员必须通过身体技艺的训练来展现人的本来面目。格洛托夫斯基认为，演员应通过身体的直接体验来理解他人的心理状态。这种方法不仅要求演员在情感上与角色产生共鸣，还要求在身体层面上进行深刻的探索和训练。

他们正确认识自己的现状并产生恢复的欲望，需要回顾“身体-记忆”[①]和“身体-生活”[②]，这可能迅速转化为冲动[③]。耶日·格洛托夫斯基（Jerzy Grotowski）认为，冲动总是以某种东西的存在为前提而发作，没有对方就不会有冲动。对于那些需要戏剧治疗的来访者，他们不仅对自己的冲动缺乏认识，对身体的认知也不充分。他们习惯了一些老套的、压抑的障碍，沉浸在身体里，而问题在于他们甚至没有意识到这些事实。因为他们熟悉的行动是在不知不觉中自己领悟到的防御机制的行动模式。

为了去除这些障碍，首先必须对此有确切的认识。格洛托夫斯基的“否定法”（via negativa）是一种通过削减的方法，剥除行为中虚假的花样和伪装，实现真正的行动，探讨主体性的本质。这种方法大量使用身体技术来激发演员的潜能，包括翻滚、跳跃等运动技巧，声音的灵活运用，身体塑形、节奏韵律、空间感等种种能力都是演员的必要条件。他理想中的演员是一个“行者”（doer），能够展现出真实的行动，触发观众最深层的情感，从而在当下达到一种神圣的同在感。因此，格洛托夫斯基的方法对于戏剧治疗具有重要意义，它不仅帮助来访者去除身体和心理上的障碍，还促进了他们对身体和情感的深入认识，从而在戏剧治疗中发挥着先驱者的作用。通过“否定法”，来访者能够更好地理解自己的冲动和身体反应，进而实现自我认知和

---

① 译者注：是戏剧表演和治疗中的重要概念。“身体-记忆”并非简单地关于身体的记忆，而是身体本身的记忆。它指的是身体在长期的体验中积累的多感官知识，这些知识储存在身体中，成为一种内隐记忆。“身体-记忆”与个体的自我意识和认同感直接相关，它记录了个体从出生到整个生命周期中的各种体验。

② 译者注：是戏剧表演和治疗中的重要概念。“身体-生活”是指个体通过身体与世界互动的整个过程。它强调身体在日常生活中的实际体验，包括身体的感受、动作和反应。“身体-生活”是“身体-记忆”的基础，因为只有通过实际的生活体验，“身体-记忆”才能形成。

③ 译者注：冲动是一种由外界刺激引起的兴奋性反应，通常带有强烈的情绪色彩，且理性控制较弱。在戏剧表演和治疗中，冲动可以被理解为一种内在的动力，它促使个体采取行动。格洛托夫斯基认为，冲动总是以某种东西的存在为前提而发作，没有对方就不会有冲动。

情感恢复。

耶日·格洛托夫斯基（Jerzy Grotowski）的戏剧理念与戏剧治疗之间存在显著差异。格洛托夫斯基追求的戏剧旨在让演员成为人类普遍存在的代表，他认为演员不仅是个体的“我”，也是全人类的缩影。演员的个人经验、教育、成长和潜力中蕴含着全人类的脉络。他的目标是让演员通过表演揭示人类共通的本质，这是他戏剧艺术追求的终极目标。格洛托夫斯基曾指出：“这样的我，既是自己，又是人类，在我的记忆中，我认为在我的经验中，我的教育，我的生成以及我的潜力（或社会和他人的潜力）中蕴含着全人类的脉络。”（耶日·格洛托夫斯基，2007）相比之下，戏剧治疗的目的不在于达到格洛托夫斯基所说的原型形成[①]，而是帮助来访者认识到自己的问题，并通过这一认识实现治疗的效果。戏剧治疗利用戏剧性变形的概念，引导个人的变化和发展。在戏剧治疗中，来访者通过戏剧练习、即兴表演和角色扮演等手段，探索和表达自己的内在经验，从而实现心理上的变化和治疗。菲尔·琼斯（Phil Jones）将这种差异描述为：

戏剧一般被认为是隐藏个人认同感，这是在广泛的文化圈中得到公认的事实。但是戏剧治疗将戏剧性变形的概念反过来用于引导个人的变化。（菲尔·琼斯，2005）。

① 译者注：耶日·格洛托夫斯基（Jerzy Grotowski）所说的“原型形成”（prototypical formation）是指通过戏剧表演揭示人类共通的本质，使演员不仅是个体的“我”，也是全人类的缩影。他强调演员的个人经验、教育、成长和潜力中蕴含着全人类的脉络。格洛托夫斯基认为，演员通过表演可以超越个体的自我，触及人类普遍存在的核心。这种理念与戏剧治疗的目标有显著差异，后者更注重帮助参与者通过戏剧性变形实现个人的变化和治疗。

（四）从外向内（Outside In）：类型人物的真实化塑造

电影《舞台佳人》（*Stage Beauty*）① 的主人公内德·基内斯顿（Ned Kynaston）生活在17世纪的英国，这是一个特殊的历史时期。当时，英国经历了资产阶级革命，从封建主义过渡到资本主义，社会结构和阶级分化日益显著。在这一时期，女性被禁止在舞台上表演，因此男性演员扮演女性角色成为常态。内德·基内斯顿是一位以扮演女性角色而闻名的著名演员，他在舞台上以女性的形象出现，甚至在生活中也更倾向于女性化的表达。内德·基内斯顿最著名的角色之一是莎士比亚《奥赛罗》中的苔丝狄蒙娜（Desdemona）。他在舞台上展现了女性角色的柔美与细腻，赢得了观众的喜爱和赞誉。然而，随着国王查尔斯二世的复辟和对戏剧的改革，女性被允许在舞台上扮演女性角色，这一政策的改变对内德·基内斯顿的职业生涯造成了巨大冲击。内德·基内斯顿不得不面对自己作为男性的身份和演员身份的困惑。

在电影中，内德·基内斯顿被要求扮演男性角色奥赛罗（Othello），这对他来说是一个全新的挑战，因为他长期以来只扮演女性角色，对男性化的动作并不熟悉。在内德·基内斯顿作为最佳美女女装演员受到欢呼的时期，他对羡慕他饰演的苔丝狄蒙娜（Desdemona）演技的女演员玛丽亚（Maria）［后来改名为玛格丽特（Margaret）］说了以下几句话，并嘲笑她："你知道扮演女人的五个基本姿势吗？悲剧性的顺从的动作是什么，仰望又害怕的处事方式是怎么做的？顺从的举止和陷入悲剧的态度是怎样的？"这些话语反映了内德·基内斯顿对

---

① 电影《舞台佳人》（*Stage Beauty*）是一部由理查德·艾尔（Richard Eyre）导演，巴厘岛·克鲁德布（Billy Crudup）和克莱尔·丹斯（Claire Danes）主演的于2004年上映的电影。该片以1660年英国戏剧史上首次出现女演员的背景为素材，讲述了当时最佳女装男演员和首位女演员之间的爱情和野心故事。电影标题中的"Stage Beauty"具有双重含义，它不仅指涉"关于剧场的电影"，还涵盖了查尔斯二世和他的情妇尼尔·基恩（Nell Gwynn）登场的宫殿内的剧场、当时备受欢迎的大众剧场舞台，以及舞台背后的故事。通过这些元素，电影将17世纪伦敦的面貌展现得既真实又美丽。影片通过描绘英国剧场变革中著名男旦内德·基内斯顿（Ned Kynaston）因饰演女性角色而陷困境的故事，展现了性别角色在剧场中的转变和个体在这一变革中的挣扎与成长。

自己在扮演女性角色方面的自信，同时也揭示了他对女性角色表演的深刻理解和技巧。

电影《舞台佳人》（*Stage Beauty*）通过主人公内德·基内斯顿（Ned Kynaston）的故事，深入探讨了性别、表演和身份认同之间的复杂关系，以及个体在社会和文化变迁中的适应与转变，内德·基内斯顿（Ned Kynaston）坚信，只有演员全身心地成为角色，而非仅仅扮演角色，才能称之为真正的艺术，这一信念深受其老师“角色不是演员，演员是角色”这一教诲的影响。为了在舞台上表现得更加女性化，内德·基内斯顿（Ned Kynaston）倾注了大量的努力，通过长期接受残酷的女性演技训练，逐渐适应并精通了女性角色的表演。然而，这种长期的训练使他作为男性却无法扮演男性角色，陷入了严重的认同感混乱，电影通过内德·基内斯顿（Ned Kynaston）的经历，揭示了性别表演对个体身份认同的深远影响，以及在特定历史背景下，性别角色如何塑造个体的自我认知和行为表现。

此外，电影《舞台佳人》（*Stage Beauty*）再次确认了行动与性别认同感之间密切的关系，以及感情和行动表现之间的深刻联系。这种关联性虽然源于长期以来我们生活中默认的通用的男人或女性化的习惯，但相比之下，认为与我们的本能或无意识的需求有关似乎更为妥当。行动的这种关联性直接适用于再现人生的戏剧艺术，内德·基内斯顿的经历不仅反映了社会对性别的刻板印象，也展现了演员在面对职业转型时的挣扎和成长。

亚里士多德（Aristotle）将戏剧定义为“行动的模仿”，这一观点自古以来一直强调戏剧中行动的重要性。在传统戏剧中，表演往往依赖于老套、典型的动作来完成①，这些动作在很大程度上是程式

① 亚里士多德（Aristotle）把戏剧称为“行动的模仿”以来，在戏剧中经常强调行动的重要性，长期以来表演都是以这种老套、典型的动作完成的。“演技依赖于‘伟大的’传统的惯用语句，在无泪的干燥的眼睛上用手帕擦着，优雅地擦拭眼泪，表现了哭泣的动作。用跺脚来表达愤怒，抓头发表现苦恼，拍胸的动作表现悲伤。”（格罗伊登，1994）。这些传统的表演习惯，虽然在某种程度上反映了当时社会对于情感表达的普遍理解，但也限制了表演艺术的发展和创新。

化的。然而，进入20世纪后，随着现实主义和自然主义戏剧的兴起，演员训练中的惯性逐渐消失，取而代之的是对自然和感情投入的更加具体化的要求。这种转变促使演员在表演中更加注重情感的真实表达和动作的自然流畅。

与此同时，20世纪的戏剧实验也推动了表演艺术的多样化发展。一方面，现实主义和自然主义戏剧强调演员的情感投入和动作的自然性；另一方面，一些先锋戏剧家主张更具高度的样式化表演。例如，安托南·阿尔托（Antonin Artaud）提出了“残酷戏剧”的概念，强调通过强烈的感官体验来冲击观众；弗谢沃洛德·梅耶荷德（Vsevolod Meyerhold，1874—1940）[①]则发展了“生物力学”表演方法，注重演员身体的机械性和节奏感；康斯坦丁·斯坦尼斯拉夫斯基（Konstantin Stanislavsky）则通过“方法演技”强调演员的情感真实性和内心体验。

从20世纪初到今天，戏剧实验精神一直延续不断。耶日·格洛托夫斯基（Jerzy Grotowski）提出了“贫困戏剧”的概念，主张通过极简的舞台设置和演员的深度投入来探索人类存在的本质；奥古斯托·博阿尔（Augusto Boal）则发展了“被压迫者剧场”，强调观众的参与和互动；彼得·斯蒂芬·保罗·布鲁克（Peter Stephen Paul

① 弗谢沃洛德·梅耶荷德（Vsevolod Meyerhold，1874—1940）是俄国导演，以其对象征主义戏剧的推广和反现实主义实验而闻名。在1902年至1917年间，他将象征主义戏剧性事件舞台化，强调通过象征、暗示和隐喻等手法表现人类精神或社会观念。梅耶荷德持续进行反现实主义实验，探索戏剧的新形式和表现手法，以打破传统现实主义的局限。他强调导演在戏剧艺术中的核心地位，认为导演是戏剧作品中的“创作者”和终极艺术家。在十年的皇室剧场工作中，梅耶荷德强烈追求样式化，极具剧场主义倾向，这体现在他对舞台布景和表演的创新上。他将舞台带进观众席，让演员面对观众进行表演，消除了现实主义戏剧残余的“第四道墙”，促进了演员与观众之间的精神交流。

Brook，1925—2022）[1]则通过“空的空间”理论，探讨了戏剧的本质和无限可能性。随着这些戏剧实验的发展，观众的角色也发生了变化。观众不再仅仅是被动的观看者，而是逐渐参与演员的表演领域中来，成为戏剧创作的一部分。这种观众与演员之间的互动，以及戏剧形式的不断创新，使得戏剧的可能性得到了无限的扩展。

梅耶荷德的“造型性”概念在他的戏剧理论中占据核心地位，为戏剧表演提供了深层次的理解和启示。他通过“生物力学”理论强调了身体动作的重要性，并认为心理状态是由特定的身体过程伴随出现的。

梅耶荷德主张，表演不仅仅是传统上的有形化动作或习惯用语的语调，而应该传达演员的“视线、嘴唇、台词传达时的动作、声音等神秘的内在呼吸”。这种“造型性”是一种新的表现形式，它与台词密切相关，但超越了语言的界限，指的是语言无法识别的造型性，即通过动作的形态和沉默、眼神、姿势和动作来表现无法用语言表达的神秘感。梅耶荷德认为，造型性不需要排除语言，而是要传达词汇所蕴含的内在联想。这种造型性能赋予剧本新的形态，成为捕捉难以用语言表达的人物生活的身体手段。它是一种能够捕捉潜在感觉、知觉、内在语言的身体方法。通过这种造型性动作，演员能够表现剧本中难以言喻的深层次内容和人物的内心世界，从而为戏剧艺术的发展

① 彼得·斯蒂芬·保罗·布鲁克（Peter Stephen paul Brook），1925年出生于英国，是一位享誉国际的戏剧和电影导演，以其创新和反传统的戏剧制作而闻名。布鲁克的导演生涯受到了安托南·阿尔托的残酷戏剧理论的深刻影响，他导演的《马拉加德》便是这一理论影响下的代表作。从1970年的《仲夏夜之梦》开始，布鲁克展现了他对戏剧实验性的追求，1971年在巴黎成立国际戏剧研究中心，致力于制作实验性作品，推动戏剧艺术的边界。进入20世纪80年代，布鲁克接受了折中主义，取消了所有舞台装置，上演了印度叙事剧《马哈巴拉塔》，这部作品以印度史诗为蓝本，展现了他对戏剧形式的深刻探索。同时，他也受到耶日·格洛托夫斯基实验精神的影响，对整个戏剧制作过程给予了更多的关注，这体现在他对戏剧的深入探索和实验上。布鲁克的主要著作包括《空的空间》和《转折点：40年的戏剧旅行》，这些作品详细阐述了他的戏剧理念和实践经验，对后世戏剧制作和理论发展产生了深远的影响。

提供新的方向和可能性。（格罗伊登，1994）

在梅耶荷德的戏剧理论中，“造型性”概念进一步发展为“格罗特斯克”（Grotesque）① 形态，这一概念在他的戏剧实践中具有重要意义。他认为演员应将事实描述为象征性的“格罗特斯克”，这基于冲突的原理，不是分阶段有条不紊地表现出来，而是通过艺术想象力带动飞跃性变化。梅耶荷德强调，观众应通过冲突来解开在舞台上展开的这个世界的神秘感，而非仅仅通过和谐。他通过“格罗特斯克”展示了生活的不正之风，从摆脱有形和老套的动作出发，但在女装男演员的行为和角色中也能看出这样的“格罗特斯克”的例子。

电影《舞台佳人》（*Stage Beauty*）探讨了主人公作为男性扮演女性角色的过程，这与梅耶荷德的理论相呼应。重要的是一个男演员为了演好一个女人的“角色”必须进行行动训练。区分“角色”和“演员”的标准是行动，即动作，因此，对于演员来说，寻找自己所扮演的角色的行动是最优先的事情。因为那个行动中原封不动地保留着他生活的真相。男演员在训练女性行为时，自然而然地学会了女性特点，导致整体性混乱就是因为隐藏在行动下的人生真相。这就是“格罗特斯克”升华为艺术的成果。

菲尔·琼斯（Phil Jones）为了强调身体在戏剧治疗中的重要性，正在使用“戏剧性身体”（Dramatic Body）这一术语。这一概念与梅耶荷德（Vsevolod Meyerhold）的“造型性”（Plasticity）和“格罗特斯克”（Grotesque）概念相呼应，都强调了身体在戏剧表达中的核心作用。梅耶荷德的这些理论不仅丰富了戏剧表演的艺术手段，也为戏剧艺术的发展提供了新的方向和可能性，特别是在如何通过身体动作传达角色内在情感和精神状态方面提供了深刻的见解。

---

① 译者注：“格罗特斯克”（Grotesque）是一种艺术和文化概念，其核心特征是通过夸张、变形、荒诞或不协调的手法来表现对象，从而产生一种怪诞、离奇或令人震惊的效果。它在艺术、文学和戏剧中被广泛运用，以揭示深层的社会和人性问题。

“戏剧性身体”（Dramatic Body）这一概念指的是与戏剧性和戏剧性行为密切相关的身体。它强调身体是想象与现实相遇的场所，演员通过身体来表达想象，身体帮助演员将想象中的想法挖掘出来并表现出来。观众的想象力是由演员的动作、声音以及与其他人的互动，尤其是演员的身体表现所激发的。在全球大多数戏剧和电视剧形式中，身体作为沟通的主要手段。正如画家使用画笔、画布和颜料工作一样，戏剧性表现的主要媒体就是身体。演员通过面部表情、手势、移动以及身体及时发现和表现思想、角色和关系。因此，观众首先通过舞台空间中演员的身体表现来体验戏剧。（菲尔·琼斯，2005）

在戏剧领域，“戏剧性身体”（Dramatic Body）指的是与戏剧性和戏剧性行为相关联的身体。这一概念强调身体不仅是演员表达想象和创意的工具，而且是想象与现实相遇的场所。演员通过身体来探索和表现角色，这个身体不仅仅是演员自身的，而是必须被赋予角色的生命和特性。因此，戏剧性身体被赋予了他人的存在，并且成为想象与现实相遇的实体。这两个属性在戏剧治疗中同样适用。

理查德·科特尼（Richard Courtney，1927—1997）在其研究中，通过对游戏中的孩子们和履行职责的大人的行动方式的观察，确认了以下四个层面的功能（理查德·科特尼，2007）。

1. **存在的状态**：具有现存的知识和信任的积累。

2. **对存在方式的了解**：前提是以他人的虚拟现实（实效性）实际存在。

3. **传递**：把自己知道或相信的东西传达给别人。

4. **对行为方式的了解**：改变从别人那里接受的东西。

这些功能体现了戏剧性身体在沟通和表达中的核心作用，不仅是在戏剧表演中，也在戏剧治疗的实践中发挥着关键的影响。通过戏剧性身体，演员和来访者能够体验和探索不同的角色和情感，从而促进自我发现和治疗过程。

在戏剧和戏剧治疗的实践中，沟通的主体是多维度的，涉及演员与角色之间的互动、演员与观众之间的交流、戏剧治疗中来访者与角色的对话，以及个体与内在自我之间的沟通。这些互动的核心在于理解，包括“对存在方式的了解”和“对行为方式的了解”。在演技训练中，演员通过创造角色来探索和理解与自己不同的人，这不仅是对角色的塑造，也是积极形成新关系的过程。通过模仿，演员可以试验“对存在方式的了解”，并在反复学习中将其内化为自己的东西，从而转向“对行为方式的了解”。这种理解的扩展使演员对自己有了统一的认识，通过模仿他人的行为来理解自己和他人，这是一种“从外到内”的方式。在戏剧治疗中，这种理解的过程尤为重要，因为它有助于来访者理解和解决个人问题，从而达到治疗的目的。戏剧治疗整合了心理治疗、戏剧表演、社会学等多门学科知识，强调来访者在与治疗师建立信任关系的前提下，以戏剧表演为媒介，通过审视自身问题，促进自我的重新整合和个性的再次发展。这种通过戏剧性身体实现的理解和自我认识的过程，是戏剧治疗中促进个体成长和变化的关键机制。

理解的扩张还可以通过个别人物和类型人物之间的隔阂来实现。戏剧中的人物既有个别性，也有类型性。例如，《兴夫传》这样广为人知的故事的主人公大多是类型性的人物。如果戏剧能让演员成为这样的人物，那么在戏剧治疗中为来访者准备的戏剧活动的目标就是让来访者完全成为个别的自己。在将《兴夫传》制作成戏剧时，大部分情况下都忠实于现有的叙事，形象地刻画兴夫和孬夫这两个人物，展示两者之间发生的事情，突出惩恶劝善的主题。但在戏剧治疗作业中，比起惩恶劝善这一故事的信息，人物的形象化过程更为重要。换句话说，孬夫为什么是坏人的典型，兴夫是怎样善良的人，是通过实际表演戏剧来推测的。即，对人物行为结果的原因的理解成为治疗作业的主流。通过这个过程，来访者认识到自己和那个人物之间的相似点和差异点。戏剧治疗比主题和信息更重视戏剧经验本身。这样看来，如果说戏剧艺术中的人物形象是通过事实形成的，那么在戏剧治疗工作中反过来可以说是“类型人物的真实化塑造”。

戏剧与戏剧治疗之间的根本区别在于来访者的状态和他们参与的目的。在戏剧中，演员扮演如兴夫或孬夫这样的角色，他们是普通个体而非患者。这些演员对剧情有深刻的理解，能够轻松地将角色扮演起来，并通过自己的表演向观众传达惩恶劝善的信息。他们基于自己内在的属性，成为兴夫或孬夫的有形人物。相较之下，在戏剧治疗中，首先讨论的是人物的类型。患者往往难以认识和模仿自己与他人，因此即使对善良或恶劣的角色有深刻的理解，也难以将这些角色转化为自己的行为。即使偶尔能够表演得很好，他们也可能不清楚自己为何能表演得好，以及这与自己的内心有何联系。

在戏剧治疗中，“类型人物的真实化塑造”是指患者对某个人物的具体了解，并将其转化为自己的治疗作业。这一过程涉及将类型人物从事实上和个别上形象化的技法，称为“从外到内”的方法。这种方法与唤起情绪记忆的“从内到外”的方式相对立，但并不意味着只有“从外到内”的方式才能发挥作用。两者在戏剧治疗中都扮演着非常重要的角色，因为它们涉及投射的概念。戏剧中的投射是通过行动经历的，即戏剧性的投射，因为是通过身体所以非常直接。戏剧治疗的效果正是因为这种直接性而得以最大化。

【案例：1–4】：通过角色扮演来诊断性受害女性

恩美是一位从事性交易的女性，她被诊断患有创伤后应激障碍（PTSD）和精神分裂症。目前，她正在接受职业康复治疗，并服用抗抑郁药物，同时在休息区进行恢复。然而，恩美在休息区与同事的关系并不和谐，遭受了排挤。她的时间观念较差，无法维持规律的生活，现实感降低，且伴有严重的妄想症状。

在戏剧治疗方面，恩美在戏剧性发展阶段（体验、投射、角色）的表现均不理想。她的身体动作显得迟钝，感知能力不足，难以在

"美的距离"基础上进行正常的投射。此外，她过于紧密的状态影响了她正确观察对象的能力。尽管恩美在生理上已经成长为成年女性，但从心理发展的角度来看，她在许多方面似乎没有经历正常的发展过程。这些因素共同导致了她在戏剧治疗中的表现不足。

在获得恩美的同意后，一位与她年龄相仿的戏剧治疗师被纳入其治疗团队。尽管大多数人倾向于避免在他人面前揭露个人问题，恩美却表现出对这种治疗过程的享受。与同龄人的合作对恩美的康复产生了积极影响，具体表现在以下几个方面。

首先，恩美在与同龄人的互动中开始建立起社交交往模式，这是她康复过程中的一个重要进展。她逐渐能够与他人进行对话，这标志着她在社交能力上的提升。这种能力的提升不仅有助于她更好地与他人互动，还为她提供了更多的社会支持。其次，恩美的沟通能力有所提升。起初，恩美对问题的回答并不恰当，她的回答往往随意，缺乏针对性。然而，随着她开始更加关注他人的言语，她的回答开始变得更加符合提问的内容，显示出她在沟通技巧上的进步。这种进步不仅提高了她的交流能力，还增强了她在社交互动中的自信心。再次，恩美的自我认知也有所增强。在治疗过程中，恩美逐渐认识到自己与同龄人在言行上的差异，这表明她的自我认知能力得到了增强。这种自我认知的提升对于她的个人发展和康复至关重要，因为它使她能够更好地理解自己在社交互动中的角色和位置。通过这种自我认知，恩美能够更好地调整自己的行为，以适应社会环境。最后，在接受戏剧治疗的过程中，尽管面临长期的康复需求，但在第十二次治疗时，恩美离开了休息区并重新开始卖淫，导致治疗中断。尽管治疗时间短暂，但这段经历为她提供了自我认识的宝贵经验。

在恩美的治疗过程中，特别是在第九次治疗时，观察到了以下积极变化。

1.时间观念的改善。恩美之前由于时间观念不足，常常迟到或忘记治疗时间。然而，随着治疗的进行，她的时间管理能力有所提高，能够准时到达治疗场所。这一变化表明她在时间观念和自我管理方面取得了显著进步。

2. 沟通能力的提升。恩美最初在沟通上存在困难，她倾向于用独特的观点看待问题，难以与他人分享想法。然而，随着治疗的进行，她开始更加留心倾听他人的话语，并能够做出更符合提问内容的回答。这显示了她在理解他人观点和沟通技巧上的进步。

3. 理解力和表现力的增强。恩美之前常常感到现实感不足，仿佛悬空一般。但随着治疗的深入，她的理解力和表现力有所改善，现实感也有所增强。这表明她在感知和表达现实世界的能力上取得了进步。

4. 情感表达的提升。恩美在情感表达方面的进步体现在她能够从单一的微笑表情转变为能够展现多种复杂的面部表情，包括真挚、思考和苦恼等。尽管她尚未能够完全掌握悲伤或愤怒的表达，但她已经开始理解并识别他人在这些情绪状态下的情感表现。这种情感识别和表达能力的提升是她治疗过程中的一个重要里程碑，标志着她已经具备了与他人共享故事和完成长期戏剧治疗作业的能力。

这些进步不仅反映了恩美在个人情感发展上的成长，也为她的社交互动和治疗参与提供了坚实的基础。通过戏剧治疗，恩美在时间观念、沟通能力、理解力和情感表达方面取得了显著进步，这些变化为她未来的康复和成长奠定了重要的基础。

戏剧治疗并不针对特定的故事、方式或对象进行特别区分，而是利用普遍性的故事来探索个体的心理状态和情感反应。以《樵夫和仙女》的故事为例，这种方法在不同群体中的应用呈现出多样性。在儿童治疗中，治疗师通常会采用樵夫、仙女、鹿这三个角色，构建一个帮助者–被帮助者–建议者的角色模型，以此来拓宽儿童对故事的理解范围，并促进他们的情感发展和社交技能的提升。对于成人集体，尤其是成年女性如恩美，治疗的重点则放在樵夫和仙女之间身份差异的关系上，强调长工与公主的角色，并引导参与者检查自己在这种关系中可能扮演的角色。通过樵夫和仙女之间的爱情和矛盾，参与者可以探索自己对夫妻角色的看法。

治疗作业的过程包括以故事中的几个具体场面为基础进行深入交谈。例如，探讨樵夫如何相信鹿的话，在满月之夜去池塘边；仙女在天堂中的地位及其与其他仙女姐妹的关系；樵夫将仙女带回家时仙女的心情；他们的婚姻是如何实现的；樵夫为何在生下三个孩子之前就给仙女穿衣服；仙女看到樵夫伸出的仙女衣服时的想法等。通过这些交谈，治疗师和参与者共同整理出各个人物所具有的角色，以及这些角色在故事中的行为和情感反应。通过交谈整理了各个人物所具有的角色如下。

樵夫（单亲妈妈）	**仙女（小女儿）**
孝子	美女
善良的人	不知世故
勇敢的人	勇敢
智慧	适应力强
机会使用者	善良
利己主义	冒险心强
爱人的人（爱人）	冷静的性格
好爸爸	贤明
恻隐之心	好妈妈（贤妻良母）
体贴	日子过得很充实
朴实的人物	
负罪感	

在戏剧治疗中，通过将故事中的人物塑造成具有现实感的角色，并让参与者扮演这些角色来再现关键场景，可以深入探索和诊断个体的心理状态。为了实现这一目标，我们决定不改变原始故事情节，而是通过三个关键场景来展现角色的真实性。

场景一：拯救鹿的樵夫与来到莲花池的仙女

在这一场景中，辅助治疗师饰演的樵夫展现了其角色的多重特质：作为一个诚实的孝子，他善良而坚强，毫不犹豫地救助了鹿。对于鹿的建议，他没有犹豫，也没有怀疑，而是大胆地走向了莲花池。这体现了樵夫的角色特质，包括孝子、善良的人、勇敢的人、智慧和机会使用者。

相比之下，恩美饰演的仙女与姐姐一起来到莲花池，但她的表现并不像一个有教养的天国公主或不知世故的美女。她对饰演姐姐的治疗师表现出像对待侍女般的行为，如让饰演姐姐的治疗师浇水、擦脚趾等。特别是在樵夫登场时，她没有表现出对自己赤裸身体的羞愧或羞耻，反而显得享受。这种表现与传统仙女角色的预期行为形成了鲜明对比，揭示了恩美在角色理解和情感表达上的方式。

场景二：跟着樵夫回家的仙女

在这一场景中，樵夫兴奋地将仙女带回家，并介绍给自己的母亲。仙女自然而然地融入了他们的家庭生活。尽管仙女每天都会去池塘边寻找自己的衣服，但她得到了樵夫的精心照顾，并在樵夫向她求婚后决定与樵夫结婚。当被问及结婚需要多长时间时，恩美回答说一周，但在反馈认为这太快后，她改口说一个月。她的生活状态并不像一个仙女，而像一个刚从乡下进城的普通姑娘，偶然遇见了一个男人，并作为善良和顺从的女人过着幸福的生活。

场景三：生下两个孩子后，得到仙女衣服后上天的仙女

随着时间的推移，樵夫感到内疚，并拿出了仙女的衣服。在这种情况下，恩美没有表现出对丈夫的背叛感到愤怒，而是穿上仙女的衣服，带着两个孩子返回天堂。在天堂，恩美不理睬父母或姐姐的任何话语，反而担心留在人间的樵夫和婆婆。她表现出像一个善良的女人抛弃丈夫逃跑的样子，带着负罪感，并通过独白表达了对樵夫和婆婆的担心和歉意。

在戏剧治疗的过程中，恩美所扮演的仙女角色表现出了明显的局限性和不现实性。首先，角色扮演的局限性。恩美在扮演仙女角色时，其表现仅限于善良的女人、妻子和儿媳的形象，未能展现出天国公主的高贵气质、勇敢精神，以及对偷藏仙女衣服的丈夫的怨恨和背叛感。这种表现可能限制了治疗的深度和广度，因为它未能触及角色的复杂性和恩美个人情感的多个层面。其次，刺激角色认同的尝试。为了激发恩美对角色的更深层次认同，治疗团队引入了其他辅助治疗师扮演一个相反的仙女角色 —— 一个冷静而明智的形象。这一策略旨在通过对比，促使恩美认识到角色的多样性和自身情感的复杂性。通过这种对比，治疗团队希望恩美能够更好地理解仙女角色的多维性，并在角色扮演中探索更多的情感和行为模式。再次，对角色认同的反应。恩美似乎并不认同这种冷静而明智的仙女形象。她没有摆脱自己所扮演的善良女人角色，这表明她可能在情感上与这个角色有着深刻的联系，或者她可能在心理上难以接受角色的其他方面。这种反应可能反映了恩美在情感表达和角色理解上的局限性，同时也揭示了她在面对复杂情感时的适应性问题。最后，对角色感觉的表达。当被要求表达对两个不同仙女角色的感觉时，恩美认为治疗师扮演的仙女“生活很精明”，并从普通女人和献身的角度来看待仙女。这反映了恩美可能倾向于从自己的视角和经验来理解角色，而不是从角色本身的复杂性和多维性来理解。这种倾向可能进一步限制了她在角色扮演中的表现，影响了她对角色复杂情感的探索和表达。

在戏剧治疗的过程中，通过对恩美的行为和反应的观察，我们整理出她所面临的问题如下。

1. **故事理解和自我认同**。恩美在与他人交谈时能够集中精力讲故事，但她对故事中情况的确切理解还不够深入。她倾向于将故事视为自己的经历，这可能是因为她尚未完全实现对自己和他人的分离和认识。这种倾向可能导致她在理解故事中的角色和情境时存在困难，进而影响她对故事的深入理解和自我认同的形成。

2. 角色扮演与女性认同。恩美在扮演众所周知的故事中的角色时表现出一定的能力，尽管这种能力非常微弱。她能够对故事情节做出反应，但通常只表现为自己憧憬的善良女人形象，这是一个需要解决的问题。此外，她没有感受到必要的性羞耻心，反而对同龄的其他女性表现出性好奇心，这表明她作为女性的认同感非常淡薄。这种淡薄的女性认同感可能影响她在性别角色和社会规范中的适应能力。

3. 情感理解和人际关系。当辅助治疗师扮演相反角色并表达愤怒和背叛时，恩美未能正确理解这些情感的意义，显示出对某些情况的理解不足。这种不足可能导致她在日常生活中无法与他人建立适当的关系，也无法很好地表达出符合情况的感情，从而在人际关系中可能出现各种问题。这种情感理解的不足可能进一步影响她的社交能力和情感表达的准确性。

4. 自我认识与角色扩展。对于恩美来说，最重要的是能够正确认识自己。为此，她需要充分体验各种情况和从中传达的感情。迫切需要通过这样的体验，进一步扩大自己可以履行的角色剧目领域。通过角色扮演和情感体验，恩美可以更好地理解自己在不同情境中的角色和情感反应，从而促进自我认识和情感发展。

恩美的成长经历充满了挑战和困难。她在一个不健全的家庭环境中长大，长期遭受家人的暴力和忽视。这种环境未能为她提供必要的保护和爱抚，导致她的自我存在感非常淡薄。在学校，恩美未能与同龄人建立平等的社交关系，经常被排挤，面对不公也只能默默忍受，无法有效地表达自己的感受和需求。性行为对恩美而言，成为她被爱意识的具体体现。她的身体触觉经验非常强烈，缺乏其他可以替代的恢复方式，这使得她在与男性建立关系时，往往会重复之前的身体接触经验，陷入性交易的循环。此外，恩美所经历的受虐可能在有机会时转变为她对他人的虐待行为。她对小动物的粗暴行为可能反映了她想要成为统治者的内心欲望，以及对于曾给她带来威胁感的人的软弱无力的认同。恩美的行为模式不排除她在生育后对孩子施加无情暴力的可能性，这种从受虐者到施虐者的转变，需要通过心理干预来预防和治疗。

对于恩美来说，正确认识自己是至关重要的。她需要通过充分体验各种情况和从中传达的感情，来扩展自己可以履行的角色剧目领域。戏剧治疗可以作为一种手段，帮助她探索和表达自己的感受，从而获得情感上的解脱，并学习更健康的社交和情感表达方式。通过这样的治疗和自我探索，恩美有望重建自我认识，处理过去的创伤，并发展出更积极的人际关系和自我价值感。恩美的成长经历和行为模式揭示了她在情感表达、社交能力和自我认识方面的显著挑战。她的行为模式可能反映了她对过去创伤的未解决情绪和对权力的渴望。通过戏剧治疗，恩美可以在一个安全的环境中探索和表达自己的感受，从而获得情感上的解脱，并学习更健康的社交和情感表达方式。这种治疗方法不仅有助于个体的情感表达和自我认识，还为治疗过程提供了重要的支持。

恩美的成长经历和行为模式揭示了她在情感表达、社交能力和自我认识方面的显著挑战。通过戏剧治疗，恩美可以探索和表达自己的感受，从而获得情感上的解脱，并学习更健康的社交和情感表达方式。这种治疗方法不仅有助于个体的情感表达和自我认识，还为治疗过程提供了重要的支持。通过这样的治疗和自我探索，恩美有望重建自我认识，处理过去的创伤，并发展出更积极的人际关系和自我价值感。

三、净化-感情：恢复与治疗

理解就是一个逐渐形成的过程。就像水泥凝固，冬天湖面结冰一样。

——保罗·克洛岱尔（Paul Claudel）①

① 译者注：保罗·克洛岱尔（Paul Claudel，1868—1955）是法国著名诗人、剧作家和外交家，法国天主教文艺复兴时期的重要人物。他的作品深受宗教影响，具有浓厚的神秘色彩。克洛岱尔曾作为外交官在多国任职，包括中国。他的创作包括诗剧、诗歌和文学评论。1946年当选法兰西学院院士。他的作品常探讨人间之爱与上帝之爱之间的张力，反映了他个人复杂的情感经历和宗教信仰。1955年在巴黎去世。

(一)情绪与认知经验：感情投入与保持距离

亚里士多德在《诗学》第六章中提出的悲剧净化理论，至今仍被视为理解悲剧目的的核心概念。

> 悲剧是一种模仿行为的艺术形式，这种行为是严肃的、完整的，并且具有一定的规模；它使用各种艺术装饰的语言，这些语言在剧本的不同部分以不同的形式出现；它的形式是行动的，而不是叙述的；通过激发怜悯和恐惧，来实现这些情感的适当净化。(亚里士多德，2010)

亚里士多德在《诗学》中提出的悲剧净化理论，至今仍是众多学者研究和重新诠释的重要对象，其中包括罗兹林·杜邦洛克(Roselyne Dupont-Roc)和让·拉洛(Jean Lallot)。亚里士多德将悲剧定义为对一系列严肃、完整且具有一定规模的高贵行为的模仿。悲剧的核心功能在于通过激发观众的怜悯和恐惧情感，实现情感的净化。这种净化作用不仅涉及情感的宣泄，还关乎道德和心理上的净化。尽管对“净化”一词的理解存在多种观点，但普遍认为净化涉及观众通过悲剧体验实现内心的净化。观众在观看悲剧时，对主人公产生怜悯和恐惧，从而实现情感的宣泄和心理的净化。这一过程不仅影响个体的情感体验，还扩展到社会的伦理层面。此外，一些解释强调了演员在再现怜悯和恐惧中的作用，表明悲剧的情感净化作用不仅发生在观众身上，也通过演员的表演得以体现。

由于翻译的不同，对亚里士多德悲剧净化理论的解释也会有所不同，这表明对《诗学》的理解和诠释是一个动态的过程，随着语言和文化背景的变化而变化。总的来说，亚里士多德的悲剧净化理论是一个复杂的议题，它不仅对戏剧的本质至关重要，也对观众的情感体验和社会伦理有着深远的影响。

在亚里士多德的悲剧净化理论中，怜悯和恐惧并非观众的病理学经验，而是作品通过形象化情节构成要素所引发的结果。亚里士多德撰写《诗学》的初衷是为了指导作家们进行创作，因此，净化这一概念被作家用于强调形象化情节的构成要素，这符合亚里士多德原本写作的意图。剧中人物通过行动表达自己感受到的怜悯和恐惧，观众则对这些剧中人物产生感情，将其与自己等同起来，共同感受剧中人物所体会到的感受。

此外，“实现对这种感情的净化”这一表述与一般所了解的解释略有不同。我们通常理解为怜悯和恐惧引起净化，即因为怜悯和恐惧，我们的心灵得到了净化。但根据杜邦洛克的补充说明，这两种感情本身就是净化的对象，即净化怜悯和恐惧的感情本身。这里已经包含了对这两种感情的否定认识，也就是说，悲剧通过净化这些情感本身来达到心理和道德上的平衡。

亚里士多德认为，怜悯和恐惧是悲剧中的核心情感。这些情感并非观众的病理学经验，而是通过悲剧作品中形象化的情节构成要素所引发的结果。他将恐惧定义为“痛苦和无秩序”，而怜悯则是因他人遭受不幸而间接产生的恐惧。在悲剧中，观众通过剧中人物的行动和遭遇，体验到这些情感，从而产生共鸣。亚里士多德指出，悲剧的目的在于激发观众的怜悯和恐惧。即使观众并未亲身经历剧中的事件，他们也能通过听闻事件的发生而感受到恐惧和怜悯。然而，观众在体验这些情感的同时，并非仅仅感受到痛苦，而是在痛苦中体会到一种快感。亚里士多德强调，诗人创造的再现活动能够引发恐惧和怜悯，而观众在体验这些情感的同时，也获得了一种审美的快感。此外，亚里士多德所讨论的净化（catharsis）并非仅仅是情感的宣泄，而是涉及情感的转化和升华。这种净化不仅仅是对观众心灵的一种洗涤，更是对怜悯和恐惧情感本身的净化。这意味着，通过悲剧的体验，观众不仅释放了情感，还在道德和情感上得到了提升和净化。

悲剧的净化效果是指，悲剧通过激发观众的恐惧、怜悯以及其他类似的激动情绪，进而通过这一过程使观众感受到快感。这种净化不是病理学上的痛苦体验，而是悲剧作品作为艺术形式的产物。悲剧的

目的在于利用这些情感的再现，引发观众的共鸣，使观众在体验中感受到一种情感的宣泄和净化。（亚里士多德，2010）

怜悯和恐惧是深刻反映人类痛苦生活经验的普遍情感。它们不仅揭示了我们对苦难的直接体验，还体现了我们内在的自私与利他倾向的复杂互动。当我们目睹他人遭受痛苦时，自私倾向促使我们害怕自己也可能遭受同样的痛苦，而利他倾向则让我们对他人的痛苦感到同情和怜悯。这两种倾向在无意识中交织在一起，增强了我们对恐惧和怜悯的感受。怜悯和恐惧的情感在人与人之间产生共鸣。我们不仅为自己可能遭遇的不幸感到恐惧，也为他人的不幸感到怜悯。这种共鸣是人类社会性的一部分，它促进了共情和团结。这些情感的影响超越了表面的情绪反应，触及我们的心理和道德层面。它们不仅影响我们对特定事件的感受，还影响我们对他人和世界的理解和态度。怜悯和恐惧的情感不是孤立存在的，它们与我们的个人经历、价值观和社会文化背景相互作用，形成了一个复杂的情感网络。这些情感的复杂性体现了人类情感的丰富性和深度，它们在个人和社会层面上都发挥着重要的作用。

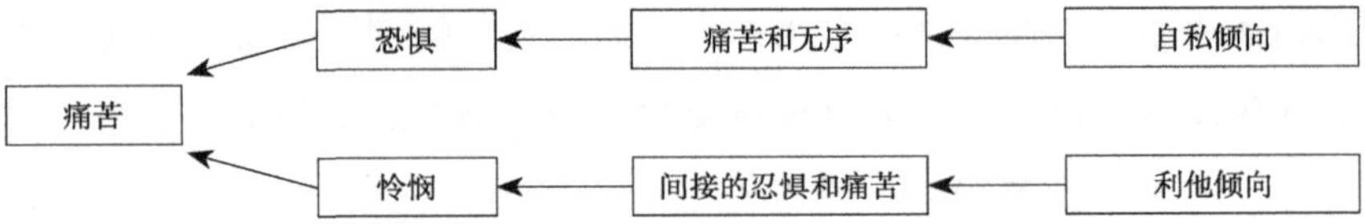

图 5　痛苦的内层

从治疗的角度来看，患者出现心理问题往往是因为他们未能妥善处理自己所经历的痛苦。因此，他们会感到怜悯和恐惧，而这种情感体验本身就足以表达他们的痛苦。将怜悯和恐惧与痛苦等同起来，认为净化这两种情感本身就是净化的观点具有很大的说服力。在这种理解下，净化不仅是悲剧的目的，也是治疗本身的一部分。因此，在戏剧领域，尤其是在戏剧治疗方面，净化成为最重要的概念之一。

严格来说，净化怜悯和恐惧并不是要让这两种情感消失。情感是人类固有的，无论是天生的还是后天习得的，它们都是我们本质属性的一部分。内在的情感会根据情况随时表现出来。因此，净化意味着以一种更精练的形态去感受怜悯和恐惧。这表明净化不仅仅是情感的投入，还伴随着“保持距离”[①]的能力。因为净化通过与对象的距离，最终改变了我们的认识。通过这种方式，净化不仅帮助个体处理和释放情感，而且还促进了对情感的深入理解和自我认知的提升，从而达到治疗的效果。

在日常生活中，我们经常体验到怜悯和恐惧的情感，但这些情感往往显得模糊不清，我们难以深刻理解它们的根源和性质。这些情感可能被日常生活中的琐事和复杂的人际关系所掩盖，导致我们无法对其进行深入的反思和理解。相比之下，在观看悲剧的过程中，我们能够清晰地感受到怜悯和恐惧。悲剧通过形象化的情节和剧中人物的行动，激发了我们对这些情感的共鸣。这种共鸣使我们能够更直接地体验到怜悯和恐惧，从而更深刻地理解这些情感的根源和性质。这种情感体验不仅是一种简单的感受，更是一种反思性的体验。当我们对剧中人物产生怜悯和恐惧时，我们也会反思自己的生活，从而产生一种自我警醒的认识，即“不要那样做”。这种反思性的体验促使我们重新审视自己的行为和选择，从而达到一种情感和认知上的净化。这种体验不仅是一种美感的快感，而且是通过与现有情感的“陌生化”获得的净化情感经验。通过悲剧，我们能够以一种新的、更精练的方式去感受怜悯和恐惧。这种“陌生化”使我们能够从一个更客观的视角来反思这些情感，从而实现情感的净化和升华。这种美感的快感既是情绪上的体验，也是认知上的体验。它不仅帮助我们释放和处理情感，还促使我们更深入地理解和反思这些情感。通过这种双重体验，

① 译者注：在亚里士多德的悲剧净化理论中，“保持距离”（aesthetic distance）是一个重要的概念，它指的是观众在观看悲剧时，既能够体验到剧中人物的情感，又能够保持一定的心理和情感上的距离，从而不被情感完全淹没。这种距离使得观众能够以一种更为理性和客观的态度来反思和理解这些情感，进而实现情感的净化和升华。

我们不仅在情感上得到了净化，还在认知上获得了提升。

情绪和认知的经验虽然是不可分割的，但可以根据情绪或认知的比重和优先级来区分。这种区分有助于我们更好地理解观众在观看悲剧时的复杂体验。观众通过演员的表演感受到怜悯和恐惧，这是一种情感经验。这种情感经验是直接的、感性的，观众在观看悲剧时能够清晰地感受到剧中人物的痛苦和不幸，从而产生共鸣。同时，观众也通过这种体验认识到人类的本质，并激发了重新审视和改善自己生活的决心，这是一种伴随伦理觉醒的认知经验。这种认知经验是反思性的、理性的，观众在体验情感的同时，也开始思考更广泛的社会和道德问题。通过这些体验，观众对自己平时所感受到的情感有了新的认识，情感的色彩发生了变化。这种变化不仅仅是情绪上的，也是认知上的。观众通过悲剧的体验，对怜悯和恐惧的情感有了更深刻的理解，从而实现了情感的净化。经历了这些过程的观众对现实生活的看法也会有所改变。这种改变通过净化实现了认识的转变。观众不仅在情感上得到了净化，还在认知上获得了提升，从而以一种新的视角来看待自己的生活和社会。

在亚里士多德的悲剧理论中，再现的重要性被再次确认，它帮助我们理解情感与现实之间的界限。我们通常在生活中经历怜悯和恐惧，但往往不自觉地让这些情感流逝，没有深入理解它们的根源和形态。然而，在观看悲剧时，我们对主人公产生共鸣，从而清晰地感受到这些情感。这种情感体验促使我们反思自己的生活，并产生一种自我警醒的认识。这种体验不仅是一种美感的快感，而且是通过与现有情感的“陌生化”获得的净化情感经验。

通过净化的认知变化

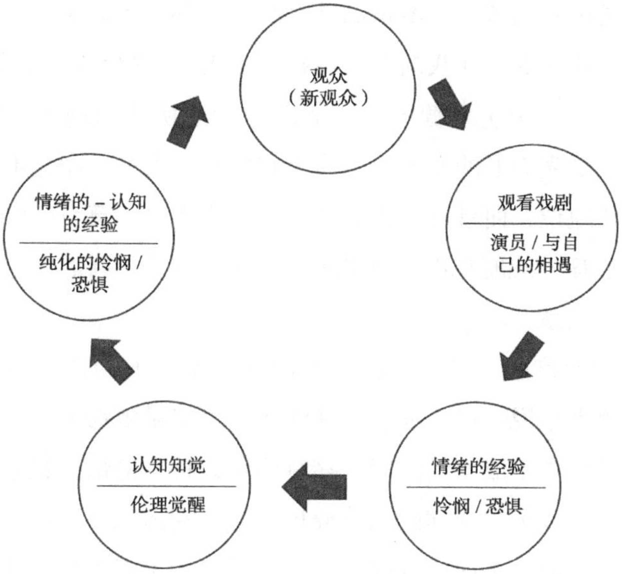

图 6　戏剧中的认知变化

怜悯和恐惧是首要的情感经验，为了将它们转化为快感，必须伴随着一种认知经验，即认识到这些情感并非属于自己的直接经历。因此，前面所说的“审美快感”既是情绪上的，也是认知上的经验。这种认识是通过赋予情感以形态而产生的，而给情感赋予形态就是再现。再现是有组织地排列事件，恐惧和怜悯是比任何其他事件都要重要的各种事件的排列，这是再现各种事件的各种顺序内在的戏剧性效果。正如亚里士多德在《诗学》中所述：“再现就是有组织地排列事件，恐惧和怜悯是比什么都要重要的各种事件的排列，这是再现各种事件的各种顺序内在的戏剧性效果。”（亚里士多德，2010）

在戏剧治疗中，净化（catharsis）并不一定表现为强烈的情绪反应，如流泪或突然微笑。相反，净化更多地体现为一种节制的反应和安静的认识瞬间。这种体验涉及对心理、社会矛盾以及自我内心冲突的深刻理解，具体包括认识矛盾、理解心理和社会矛盾、共存的能力和对心理悖论的认识。总的来说，净化可以被视为对心理悖论的认识。个体通过戏剧治疗，不仅能够识别和理解内心的矛盾，还能够接受这些矛盾的存在，并找到与之共存的方式。（罗伯特·兰迪，2002）

乍一看，亚里士多德的净化概念与兰迪所述的理念似乎有所不同，但这仅是表面上的差异，本质上它们是一致的。净化不仅在治疗中占据重要地位，而且可以扩展到治疗过程本身。莫雷诺将自己的戏剧称为“治疗性戏剧或净化性戏剧”，正是为了强调治疗与净化之间不可分割的关系[①]。

在戏剧治疗中，患者所经历的净化与暴风般的情绪体验并不一致。对于患者来说，过于强烈的情绪体验可能是致命的。如果患者还处于对自己反省不成熟的阶段，接触到难以接受的情绪状态，其反作用可能会演变成无法挽回的倒退或拒绝等极端形态。因此，治疗师应该通过长时间的、多次反复的过程，慢慢地为患者提供这种经验。在戏剧治疗中，净化的过程更像是细雨渗透衣服一样，需要详细地解答并让患者逐步体验。这看似在无视患者的情绪体验，但实际上，正如克劳德尔所说：“理解就是一个逐渐形成的过程。就像水泥凝固，冬天湖面结冰一样”（克劳德尔，1996），意味着应该排除无法接受的冲击性经验。通过这种方式，治疗师可以帮助患者在安全的环境中逐步探索和处理内心的矛盾和冲突，从而实现情感的净化和心理的成长。

在戏剧治疗中，情感的净化几乎是一个核心概念，因此可以说这是在治疗全过程中所经历的经验。这种净化过程并不是简单的情绪宣泄，而是一个渐进的、细腻的体验，需要治疗师通过长时间的、多次反复的过程，慢慢地引导患者进行体验。本书中涉及的“感情模型戏剧治疗”就是以此为基础。

---

① 在1947年出版的美国版《自发性戏剧》中，雅各布·莫雷诺（Jacob Moreno）将自己的想法分为三个部分：自发性戏剧、生活戏剧以及“治疗性戏剧或净化性戏剧”。（菲尔·琼斯（Phil Jones），2005）

（二）形象与象征的相遇

安托南·阿尔托（Antonin Artaud，1896—1948）是20世纪法国著名的戏剧理论家、演员和诗人，他提出的“残酷戏剧”理论对现代戏剧和戏剧治疗产生了深远的影响。阿尔托认为戏剧不仅是生活的一部分，更是一种超越生活、恢复生活原貌的手段。他反对亚里士多德以完成为导向、追踪人类心理变化的戏剧理论，主张以过程为中心的戏剧。安托南·阿尔托认为社会和文明在一定程度上可能对人类的本性产生影响。他希望通过戏剧表达对社会现象的反思和批判，同时倡导回归戏剧的本质，追求一种纯粹而本真的戏剧形式。这种纯粹的戏剧能够触及人类内心深处的情感和体验，使其成为一种强有力的表达方式。

安托南·阿尔托（Antonin Artaud）倡导的“残酷剧”①（Théâtre de la cruauté）旨在通过强烈的戏剧表现，揭示宇宙和人性中的冲突与规律。他认为，宇宙和人类社会存在不可避免的痛苦与暴力，而戏剧应成为一种精神净化的媒介。阿尔托将“鼠疫”②作为隐喻，认为戏剧应像鼠疫一样，通过其强烈的力量促使社会群体面对并解决自身的问题，从而恢复一种更为本真的状态。

阿尔托被认为是戏剧治疗③的先驱者，不仅因为他重视概念层面，还因为他优先考虑身体和感性的造型和物质层面。他强调戏剧在回归天地之初的面貌方面起着决定性的作用，是根本性的领域。这种对身体和感性的重视，为戏剧治疗提供了重要的理论基础。

---

① 译者注：阿尔托的残酷剧理论强调通过强烈的视觉和感官刺激，唤醒观众内心深处的冲突、梦想和执念。这种戏剧形式不依赖对话，而是通过象征性的手势、动作、声音、灯光和布景来传达情感和思想。

② 译者注：阿尔托将戏剧比作鼠疫，认为戏剧如同瘟疫一样，能够将社会群体的脓疮去除，具有精神净化的作用。

③ 译者注：阿尔托的戏剧理论为戏剧治疗提供了理论基础，强调通过戏剧活动，个体可以在安全的环境中探索和处理内心的矛盾和冲突，从而实现情感的净化和心理的成长。

> 我所指的“残酷性”涵盖了生活的欲望、宇宙的严谨以及无法挽回的必然性。这种残酷性被视作一种吞噬黑暗的旋涡，代表着生活的秘密宗教。它超越了生活中那些可能无法实现的、不可分割的必然性，并且被赋予了痛苦的意义。（安托南·阿尔托，1995）[①]

阿尔托将“残酷性”解释为必然性和痛苦的结合，这两者虽然看似难以共存，但正是这种矛盾性明确地定义了残酷性。他将残酷性视为“克服人类共同根源——宇宙恶意的最后手段”，同时也是“使人类和世界破裂的原始矛盾的表现”（朴炯成，2003）。为了使人们更容易理解这种形而上学的概念，阿尔托将其比作“鼠疫”。鼠疫作为一种强烈的隐喻，象征着戏剧的感染力和破坏力，它能够揭示和释放人类内心深处的冲突和潜在可能性。通过这种比喻，阿尔托强调了戏剧在揭示人类存在的深层次真相方面的重要作用。

阿尔托以历史上鼠疫肆虐的18世纪为例，阐述了鼠疫与戏剧之间的相似性。他指出，鼠疫具有两个显著特点：首先，它潜在而独立，难以明确其原因；其次，它是“所谓宿命密切相关的智力影响力的具体化”，即是一种精神实体（安托南·阿尔托，1995）。基于此，阿尔托认为：“戏剧是像鼠疫一样将精神引向矛盾根源的力量的巨大召唤。……如果戏剧的本质与鼠疫相似，其原因不在于戏剧具有传染性，而是像鼠疫一样，将戏剧潜在的残酷性从底层向外推开，揭露和倡导。通过这种残酷性，个人和大众可以探测到脱离界限的所有精神的可能性。”（安托南·阿尔托，1995）换言之，安托南·阿尔托强调，戏剧与鼠疫的相似之处在于它们都能将潜在的残酷性推向表面，从而促使人们深入探索精神的极限和可能性。这种残酷性并非指肉体上的暴力，而是一种精神层面的不可动摇的意志和决心，能够引导个

---

① 译者注：阿尔托的这种“残酷性”概念，不仅是一种对生活本质的深刻洞察，也是对宇宙必然性法则的揭示和顺从。他强调的这种残酷性并非简单的血腥和暴力，而是根植于他对自然和宇宙的理解，即毁灭是大自然的基本法则之一。因此，阿尔托的“残酷剧”旨在通过戏剧活动，唤醒观众内心深处的冲突和欲望，从而实现精神上的净化和治疗。

人和大众直面内心的矛盾和冲突，进而实现精神上的觉醒和超越。

安托南·阿尔托认为鼠疫在象征意义上连接了精神世界与现实世界，它在戏剧中被用作代表杀戮和分裂的象征。但这种表现并不是对现实的真实再现，而是一种比喻手法。实际上，鼠疫并不直接导致所有人的死亡，它在戏剧中更多地象征着破坏性和极端疯狂的行为。这种表现手法类似于戏剧中的“无偿性”，即戏剧中的情感表达和行为并不产生现实中的实际后果。因此，在戏剧的语境中，鼠疫的象征意义超越了其作为疾病的现实属性，转而成为一种揭示精神层面极端状态的工具。阿尔托通过这种方式强调了戏剧在表现人类精神深处冲突和矛盾方面的独特价值。

安托南·阿尔托认为，凶手的愤怒是一种固守的行为，这种愤怒导致他精疲力竭，使他无法与灵感的力量相遇，从而失去了光彩。在杀人之后，凶手再也没有力气了，因此他的愤怒以一种形态结束。与此相反，悲剧演员的愤怒则纯粹地保留在戏剧的封闭圆圈内。演员的愤怒在宣泄过程中会自我否定，并最终融入普遍的行动之中。（安托南·阿尔托，1995）[①]

安托南·阿尔托（Antonin Artaud）将戏剧的本质比喻为鼠疫的残酷性，旨在通过舞台形象化地展现这种本质。这种残酷性使观众感受到一种极端的恐惧，仿佛目睹了鼠疫的肆虐，引发一种超越情感的疯狂体验，实则是一种形而上学的历程。尽管这种体验并非真实，却能激发出巨大的能量，源自一种假定的情境。在戏剧治疗实践中，这种特性得到了充分的体现。

戏剧治疗主要依赖于戏剧性的投射，即通过戏剧化的经验来进行。在这一过程中，剧中内容可能基于个人的真实故事，也可能完全

① 译者注：阿尔托通过这种对比，强调了戏剧与现实行为之间的根本区别。在戏剧中，情感和行为虽然强烈，但它们并不产生现实中的实际后果，而是一种“无偿性”的表达。这种“无偿性”使得戏剧能够以一种独特的方式揭示人类精神深处的冲突和矛盾，而不会导致现实中的破坏。因此，戏剧中的愤怒和冲突成为一种精神上的探索和净化，而不是现实中的暴力行为。

是虚构的。当来访者再现自己的真实故事时，虽然再现的形式是虚构的，但故事内容本身却是真实的。相反，当再现的是虚构故事时，无论是再现的形式还是内容都是虚假的。在这种情况下，来访者在进行戏剧活动时，首先能够感受到一种不需要暴露自己真实身份的安全感，从而更加自在地扮演和卸下角色。

在戏剧治疗中，扮演虚构角色的过程往往意外地使个体接触到自己更真实的一面。这种现象使得戏剧治疗在应用范围和内容丰富度上超越了心理剧领域。心理剧主要围绕现实中的角色展开，而戏剧治疗不仅包含现实角色的体验，还涵盖了对虚构故事中角色的探索。例如，恩美通过戏剧体验了自己的真实故事，同时也经历了如白马王子与灰姑娘等虚构故事的角色扮演。在扮演虚构角色时，她反而更容易认识到自己的真实面貌。这种"戏剧治疗安全"的特性，意味着个体可以通过间接的方式讲述自己的故事，而不是直接面对，从而在心理上获得更多的安全感。

亚里士多德的"净化"理论与阿尔托的"残酷性"理论在戏剧领域中代表了不同的层次和维度。亚里士多德的净化主要涉及情感的净化和理性的平衡，是一种通过戏剧引发观众情感共鸣，进而达到情感宣泄和理性反思的过程。而阿尔托的残酷性则超越了理性和感性的范畴，触及一种更为混沌和形而上学的层面。阿尔托认为，戏剧应该通过展现残酷性来揭示生活的本质，这种残酷性是超现实的、先验的，但又必须在现实世界中得到体验。

在舞台上，残酷性通过演员的身体和表演得以体现。演员通过身体的极致表现，传达出戏剧的残酷性，这种表现超越了传统身体的局限。观众通过观察演员的身姿和倾听其声音，将其转化为视觉和听觉的形象。这些形象在观众的意识中产生强烈的刺激，激发出充满活力的情绪。这种情绪的激发是戏剧性的，能够震撼观众，使他们回归到一种更本质的存在状态。为了达到这一效果，演员需要成为阿尔托所说的"无器官的肉体"。这意味着演员需要超越传统身体的局限，通过身体的极致表现来传达戏剧的残酷性。"无器官的肉体"是一种理想化的身体状态，演员在这种状态下能够更自由地表达和传达戏剧中的情感和冲突。这种残酷戏剧的理念，最终旨在通过戏剧的体验，使观众在精神上得到净化和升华。通过这种戏剧体验，观众不仅能够感受到强烈的情绪，还能在精神上获得更深层次的反思和净化。

“无器官的肉体”并非指缺乏身体器官的肉体，而是指一种摆脱了传统“有机”组织化生命和机械性移动的纯粹欲望状态的肉体。它不是为了实践西方理性思维体系而被奴隶化的身体，而是经过漫长学习，能够向自主性–奴隶性机器作用的怪物器官下达命令的理性身体。这种身体状态象征着一种真正完全恢复的状态，是所有治疗指向的最佳目标的象征性替代物。阿尔托通过印度尼西亚巴厘岛戏剧中演员的原始动作，确认了“无器官的肉体”的可能性。这种身体状态象征着一种不同层次的真正完全恢复的状态，即所有治疗指向的最佳目标的象征性替代物。

肢体动作能够直接瞄准思想、探索创造的精神状态，并提出神秘的解决方案，这种直接性毫不迟疑地引起了我的兴趣和刺激，对我产生了影响。这种体验类似于进行一种仪式，像是在“呼唤恶魔”以驱赶魔鬼的跳大神活动。巴厘岛戏剧中蕴含着与本能相关的稳重问题的回响，这些问题在戏剧的发展中逐渐变得透明、知性、柔顺。最终，这些透明的、知性的品质以及性格特征，通过物理手段将一些非常隐秘的精神知觉返还给我。（安托南·阿尔托，1995）①

① 译者注：阿尔托认为，巴厘岛戏剧通过肢体动作和声音的结合，创造出一种形而上的体验，使戏剧更接近生命本身的状态。这种体验超越了西方传统戏剧的写实与模仿，赋予了戏剧一种精神上的、能增强意识的无限体验。通过这种体验，阿尔托看到了“无器官的肉体”的可能性，即一种超越传统身体局限、能够传达纯粹欲望的肉体。这种“无器官的肉体”并不是指没有器官的身体，而是一种经过漫长学习、能够自主指挥身体各部分的肉体。这种肉体能够将思想转化为身体的动作，从而达到一种精神上的净化和升华。阿尔托通过巴厘岛戏剧确认了这种身体状态的可能性，并将其视为所有治疗指向的最佳目标的象征性替代物。

在戏剧治疗中，我们并不将根本性的自我实现作为直接目标，而是通过一系列细小的努力来逐步实现这一目的。安托南·阿尔托（Antonin Artaud）作为戏剧治疗的重要先驱，强调了身体的重要性，并提供了刺激感觉和感性的技术和方法。他提倡通过与众多形象和象征的接触，展现出比亚里士多德净化更高层次的戏剧性经验。阿尔托的残酷性理论以形而上学的概念超越现实，使精神和肉体完全融为一体，经过净化的层面，引导其走向圣火。整个过程被视为一种“祭仪”，表明实现的地方已经成为“神圣的空间。

（三）“神圣的空间”：中间地带

在戏剧治疗中，戏剧的祭祀仪式是一个重要的本质因素。祭祀仪式意味着与日常生活的分离，进入一个特殊的“中间地带”，在这里，我们平时所扮演的角色没有任何影响力。这个空间是一个圣域，演员在这里充当司祭的角色，引导聚集在那里的人们与另一个世界相遇。演员通过这种仪式，成为现实与另一个世界的中介，使观众能够通过他们看到现实的彼岸，感受和了解。然而，这并不意味着观众必须与演员一同进入那个世界。相反，这种经验使观众在生活与死亡的融合中获得力量，恢复失去的本来面貌，并带着这种力量重新回到日常生活中。

阿尔托和格洛托夫斯基的理论都强调了演员在戏剧中的重要性。阿尔托提出的“无器官的身体”概念，以及格洛托夫斯基的“否定法”，都是为了让演员具备作为司祭的品质。演员在这个过程中不仅是表演者，更是引导者，他们通过戏剧的祭祀仪式，帮助观众在精神上获得净化和提升。

根据阿诺尔德·范·热内普（Arnold Van–Gennep，1873 — 1957）[①]

① 阿诺尔德·范·热内普（Arnold Van Gennep，1873 — 1957）是法国民俗学家和教授，首次提出了“通过仪式”概念。他将庆典视为反映社会规范的文化现象，这一理论为19世纪民俗学传统和现代法国民族学在方法论上提供了区分的契机。通过《通过仪式》一书的出版，范·热内普确立了研究人类社会及其功能的重要概念，并将其形式视为分离–转移–统合的三个阶段。这一理论不仅对人类学领域产生了深远影响，还对人类学家维克托·特纳的理论产生了不小的影响。

的理论，通过仪式的礼仪遵循一个统一的逻辑和相同的时空图式，通常伴随着影响场所、状态、所有物、社会位置、个人或群体的时代的变化。范·热内普将这种仪式前后的阶段称为“中间地带”，这是一个不属于任何具体时间的“空白阶段”，无论是在空间上还是在时间上，都处于外部。在这个阶段，个体或群体暂时停留，准备进入新的世界，同时也是抛弃过去自我的地方。为了完成这一转变，有时需要改变名字、衣服、习性，甚至通过伪装来抛弃原有的身份。这个中间地带并不是一个永久的安身之所，而是一个“门槛”，一个过渡的空间。范·热内普指出：“为了让所有的人和事物回到本来的位置，这个中间地带是一个非常危险的地方。”[①]（拉皮埃尔，2007）这种危险性源于个体在这一阶段的脆弱性和不确定性，他们正处于从旧身份向新身份转变的过程中，面临着未知和潜在的风险。这种祭祀仪式的作用在于，它使观众能够在安全的环境中体验到超越现实的精神旅程。通过这种体验，观众在回到日常生活后，能够获得更好的生活力量和更深刻的生活理解。因此，戏剧的祭祀仪式不仅仅是一种艺术形式，更是一种精神的洗礼和治疗过程。

戏剧治疗空间是一个与日常生活分离的特殊场所，存在于一个既不属于过去也不属于未来的时间和空间之中。这个空间被视为一个门槛，帮助个体从“以前的我”转变为“新的我”，因此具有“圣洁”的

① 维克托·特纳继承并发展了阿诺尔德·范·热内普的“通过仪式”理论，提出了“表演人类学”概念。范·热内普将通过仪式分为分离、阈限（边缘）和聚合三个阶段。特纳在此基础上，将“中间地带”的概念转换为“阈限”（liminality），意指在日常文化和社会状态之间的一种“中间状态”，即个体在从旧角色向新角色转变过程中所处的状态。这种状态是模糊的、开放的、非决定性的，并且具有暂时性。特纳的阈限概念与唐纳德·温尼克特的“中间领域”有相似之处。温尼克特认为，中间领域是个体从内部发展到外部过程中的一种中间状态，是主观与客观之间的过渡区域。特纳的理论强调了仪式过程中的反结构状态，即在阈限阶段，社会结构被暂时搁置，个体处于一种既非旧角色也非新角色的模糊状态。理查德·谢克纳则发展了“表演理论”，进一步将特纳的阈限概念应用于表演艺术中，强调表演者在表演过程中所经历的转化状态。这些理论的发展丰富了我们对人类社会和文化仪式的理解，揭示了个体在社会角色转变过程中的复杂心理和文化动态。

属性。来访者来到这里，旨在解决现实中的障碍或问题，并通过戏剧治疗的过程实现自我重塑。治疗师在这一过程中扮演引导者的角色，帮助来访者经历显著的变化。这些变化通过戏剧表演得以实现，治疗师通过引导和指导，帮助来访者在表演中探索和表达自己的内心世界。

在戏剧治疗中，“表演”是现实与戏剧性虚构融合的行为。表演所实现的变化并非自然事件的结果，而是个人和集体人性选择的模式，因此具有可变性。表演者在再现行为时，可能会体验到一种类似于被神附身的状态，感觉自己“像我以外的人一样行动”或“好像在我外面，或者像我自己是孩子一样行动”（理查德·谢克纳，2001）。通过这种表演，无数“我”的形象不断重叠、分离和反复，最终使个体逐渐接近“本来的我”实现自我发现和自我重塑。

在戏剧治疗中，这一“神圣的空间”并非一个抽象不可见的地方，而是一个充满具体形象、可以观看、感受和接触的场所。在这个空间里，来访者遇到的一切都具有原型的表象，这些表象通过具体的形象和符号来传达深层的意义。特别是巨大的石像、面具和夸张缓慢的动作，这些元素成为接近来访者本质的媒介。戈登·克雷格（Edward Gordon Craig，1872 — 1966）① 在其理论中提出了“超人偶”（super-marionnette）的概念，这一概念可以为理解戏剧治疗空间中的具体形象提供一种视角。克雷格认为，这些形象是“以前在寺院里的石像的后裔，虽然现在已经衰落，但就像神的形象”一样（戈登·克雷格，1999）。在戏剧治疗中，这些具体的形象和符号不仅仅是装饰性的，它们还承载着治疗和转变的功能。

① 戈登·克雷格（Edward Gordon Craig，1872 — 1966）是英国的演员、舞台设计师、制作人和戏剧理论家。他早年加入亨利·欧文剧团，开始了舞台生涯。克雷格对舞台设计的各个方面，包括装置、服装、照明和动作，都表现出浓厚的兴趣，并创新性地设计了可移动的舞台布景。他的理论著作《面向新戏剧》和《戏剧的进步》中，提出了“超人偶”概念，主张导演是舞台上的主导者，而演员则应像木偶一样服从导演的操控。克雷格倡导舞台设计应超越现实主义，通过象征和视觉暗示来激发观众的情感。他的这些理念对20世纪的戏剧艺术产生了重要影响。

最终，我们的目标是要重新唤醒神的形象，不再满足于简单的玩具玩偶，而是要创造出“超人偶”。超人偶不与现实中的任何事物竞争，它是超越现实的存在。超人偶追求的理想形象不是由血肉构成的人，而是一种令人着迷的、近乎圣神的肉体。这种形象虽然似乎接近死亡，但同时又被鲜活的美丽所环绕。（戈登·克雷格，1999）

让我们来探讨“超人偶”所蕴含的几个关键属性。

首先，“超人偶”既是石像又是神像，这与阿尔托所提到的“巨大石像”相呼应。它既是一种物质存在，又蕴含着灵魂。这种双重性质使得“超人偶”不仅仅是一个物理对象，而且是一个具有精神和象征意义的实体。它既是具体的物质形态，又承载着超越物质的精神价值。

其次，“超人偶”超越了现实，这一点更加强调了其超越时间限制的神圣性质。它不受现实世界的约束，存在于一个更高的维度，象征着永恒和超验。这种超越性使得“超人偶”能够触及人类内心深处的普遍情感和永恒真理，从而引发观众的共鸣和反思。

再次，“超人偶”被理解为一种迷惑的肉体，它既接近死亡又充满美丽，这是其最本质的形象。这种形象强调了“超人偶”作为活着的实体的活力和生命力。尽管它似乎接近死亡，但其美丽和活力却令人着迷，这种矛盾性使得“超人偶”具有独特的魅力和吸引力，能够引发观众对生命和死亡的深刻思考。

最后，再次考虑石像这一概念，戈登·克雷格对演员们过度的感情表达感到反感，因此更加强调“超人偶”的重要性。他认为，没有内在反省或深度展现的现实表演不是真正的艺术。因此，他主张抑制感情的过度表达，认为只有“超人偶”才能实现他所梦想的理想艺术。这种艺术是清晰明了的，清除了所有杂质，呈现出最根本的原型形象。通过“超人偶”，演员能够超越现实的限制，达到一种更高层次的艺术表达。“超人偶”所蕴含的几个关键属性包括其物质与精神的双重性质、超越现实的神圣性质、迷惑的肉体形象以及对现实表演的批判。这些属性共同构成了“超人偶”的独特魅力和艺术价值。通过“超人偶”，演员和观众能够超越现实的限制，进入一个更高层次的艺术和精神境界，实现对生命和死亡的深刻反思。

神圣的空间是与蕴含神圣存在的地方相遇的场所，从戏剧的角度来看，它即是表演的空间。戏剧治疗的目的在于帮助来访者重返日常生活，并在这一过程中恢复和重建自我。为了实现这一目标，来访者需要在一个与日常生活分离的“中间地带”—— 神圣的空间中 —— 与各种象征性的形象相遇，体验普遍性。当来访者从这个空间返回到日常生活中时，他们已经成为一个更加自信的自己。在戏剧治疗中，雕像、面具、样式化动作和超人偶等四种媒介被用来达到这些目的。这四种媒介的共同点在于它们都是接近本质的象征物。以下是对它们各自意义和使用原因的整理。

1. **雕像**：雕像代表精神和肉体在某一瞬间的同步静止状态。它是一个非常有效的诊断工具，能够反映出个体在某一时刻的内在状态。雕像可以通过其静止的形态，提供一个稳定的象征，帮助来访者在治疗过程中找到内心的平衡和宁静。

2. **面具**：面具是“唯一能从脸部的形象中体现灵魂的媒体”（戈登·克雷格，1999）。面具的使用超越了面部表情的限制，能够更深刻地揭示角色的内在灵魂，尤其是当面具的正面和背面结合在一起时，这种效果更为明显。面具还可以为来访者提供一个安全的屏障，鼓励他们以全新的方式展现自我。

3. **样式化动作**：样式化动作是一种“从外到内”的表现手法，指的是大而夸张的动作。这种动作不仅能够引发非现实的感觉，还能够帮助来访者接近自己内在的根源。通过夸张的动作，来访者能够突破日常行为模式的限制，探索和表达更深层次的情感和心理状态。

4. **超人偶**：超人偶在戏剧治疗中起到最大化对象的作用。它们能够激发来访者意想不到的情感和反应，促使来访者对这些超人偶做出回应，从而在互动中探索和表达自我。超人偶通过其巨大的形态和强烈的视觉冲击，为来访者提供了一个超越现实的象征，帮助他们在治疗过程中实现情感的释放和心理的转变。

【案例：1-5】：青少年团体的短期情感应用程序

每年冬季，我们都会为青少年举办为期三天两夜的戏剧治疗冬令营。在这个短期集体程序中，我们会进行大约十场戏剧治疗活动，其效果往往超出预期。由于在活动初期就会进行2—3个小时的深入治疗，因此能够很好地建立起参与者之间的信任关系，使得他们在活动前后的变化较为明显。今年冬令营的主题是"通过《汉塞尔与格雷特》探索愤怒与诱惑"。参与本次集体活动的共有10名高中生，包括男生和女生。

《汉塞尔与格雷特》是一部许多人在童年时期都阅读并珍藏在心里的童话故事。故事中有一个所有孩子都梦寐以求的神奇饼干屋。虽然故事讲述了兄妹俩被父母遗弃这样残酷而可怕的情节，但在年幼的孩子们心中，相较于被遗弃的悲伤，那个如梦似幻的饼干屋更像是一个令人向往的梦幻世界。

《汉塞尔与格雷特》这部童话故事，像许多其他童话一样，包含了无能的父亲、坏继母、善良且有责任感的哥哥以及可爱的妹妹等典型角色。从文学和社会学的角度来看，这部作品在女权主义视角上具有重要意义。它不是关于公主或贵族的故事，而是关于贫穷樵夫的女儿格雷特如何依靠自己的勇气和智慧，消灭邪恶的魔女，拯救自己和哥哥的故事。此外，尽管故事中父母都抛弃了孩子，但只有继母死去，而作为共犯的父亲却安然无恙，这反映了父权制的价值观。与此相反，心理学家们则认为这是体现孩子成长或通过仪式的肯定性故事（金焕熙，2009）。

在跨学科的研究中，对于同一叙事的解读呈现出既相似又有差异的特点。文学和社会学倾向于分析人物的社会角色及其背景，而戏剧治疗则侧重于利用这些叙事来深入挖掘个体的内心体验。戏剧治疗的目的在于引导参与者通过戏剧化的过程，即通过角色扮演来实现自我认知。这一点与文学和社会学关注集体人物的研究重点形成对比，戏剧治疗更加强调个体的主观体验。

在戏剧治疗实践中，以《汉塞尔与格雷特》这一童话故事为基础，我们探讨了“愤怒与诱惑”的主题①。该故事描述了贫困的樵夫在继母的影响下，两次将汉塞尔和格雷特遗弃在森林中。汉塞尔首次被遗弃时，通过撒石头找到了回家的路；但在第二次被遗弃时，他撒下的面包屑被鸟儿吃掉，导致他们迷路并最终发现了魔女的饼干屋。

此次冬令营选定“愤怒与诱惑”作为主题，是因为这一主题与青少年群体的情感体验紧密相关。在戏剧治疗的框架内，汉塞尔的角色被赋予了“愤怒”的情感特质，这与原故事中他作为一个顺从父母、对妹妹充满善意和责任感的哥哥的形象有所不同。戏剧治疗通过具象化的方法，使参与者能够更深刻地体验和表达这些情感，进而促进了自我认知的发展。

《汉塞尔与格雷特》是一个描绘孩子们被父母抛弃的童话故事。在现实生活中，即使孩子本身善良且理解父母，面对被抛弃的情况，也难免会产生背叛和愤怒的情感。对于参加冬令营的青少年而言，这种情感体验可能尤为强烈。对于那些经历过被父母抛弃或在成长过程中多次感受到被养育者抛弃和历经挫折的孩子来说，这个童话故事可能与他们的真实经历产生共鸣。

然而，如果戏剧治疗中的表演只是简单地按照童话内容进行，参与者可能会因为感到无聊或无法产生共鸣而拒绝观看。因此，在戏剧治疗中，为了让角色能够从故事中“走出来”，并让参与者能够客观地看待这个故事，表演中会穿插一些冷嘲热讽或自嘲的独白。这种处理方式不仅能够吸引参与者的注意力，还能让他们更容易投入戏剧中

---

① 以情感为中心的戏剧治疗工作方法是丰富多样的，以《汉塞尔与格雷特》为例，最直接的方法是识别并理解每个角色的主要情感及其形成过程。通过戏剧活动，参与者可以体验并反思角色的行为和情感反应。戏剧治疗的具体方式会根据参与者的不同而有所调整。在这个案例中，由于参与者主要是男生且为高中生群体，因此选择了汉塞尔这一角色来体验愤怒的情感。根据故事中想要强调的情感点，展现的剧情内容也会有所差异，以确保治疗活动能够有效地触及参与者的情感体验。

来，从而更深入地体验和理解角色的情感。

在与青少年进行戏剧治疗时，建立信任感是至关重要的。通过为期三天两夜的活动，治疗师可以引导青少年逐渐打开心扉，与他们一起探索“愤怒”这一复杂的情感。在这个过程中，参与者不仅能够更好地理解自己的内心世界，还能学会如何以更健康的方式表达和处理愤怒。

1.“会面”

在戏剧治疗的初期阶段，“见面”环节是至关重要的，它涉及参与者在特定时间和空间内通过一系列活动与他人相遇，并利用想象力创造戏剧表演所需的情境。以下是该阶段的具体步骤。

（1）创造想象空间：治疗师首先引导参与者构建一个想象的空间，为接下来的戏剧表演打下基础。在这个空间中，参与者可以自由发挥想象力，不受现实世界的限制。

（2）感受时间和空间的变化：通过照明和音乐的变化，参与者将体验时间和空间的转变，这有助于他们更深入地沉浸在想象的情境中。

（3）内在旅行与情感回顾：参与者将在自己的身体内进行一次内在旅行，回顾和探索自己的情感。

（4）情感绘画：参与者将绘制一幅画来表达自己的内心情感。这幅画是对参与者情感状态的直观展现，也是自我表达的一种方式。

（5）选择与绘画相关的物品：参与者将选择与自己的画相似或完全不同的物品，或者选择一幅适合自己的画，并为其贴上颜色圆圈。这个过程旨在帮助参与者进一步探索和表达自己的情感。

（6）参观展示会：参与者将为自己的画作命名，并在展示会上进行介绍。这为参与者提供了一个分享个人作品和情感的机会。

（7）评论图画：最后，参与者将对彼此的画作进行评论。这不仅是一个相互学习和理解的过程，也是建立群体信任和凝聚力的重要环节。

2. **感情雕像和即兴戏剧**

在戏剧治疗的实践中，感情雕像和即兴戏剧是促进参与者情感表达和创造性参与的重要活动。以下是这些活动的详细步骤和学术性描述：

（1）感情表达：参与者在铺有彩色无纺布的场地上行走，通过身体动作来表达各种情感。这些无纺布的颜色代表不同的情感，如喜悦、悲伤、愤怒和快乐。这一活动旨在通过身体动作将内在情感具象化，使参与者能够直观地理解和体验情感。

（2）选择和创作：参与者从上述情感中选择一个主题，然后集体创作一个即兴戏剧。他们将围绕所选的情感主题进行表演。这一过程鼓励参与者共同合作，创造性地表达所选情感，增强团队协作和创造力。

（3）展示表演：完成创作后，参与者向观众展示他们的即兴戏剧作品。这一环节为参与者提供了一个展示和分享自己创作成果的机会，同时也是一个接受反馈和认可的过程。

3. **声音和戏剧**

（1）声音体验：参与者首先感受和表现多种乐器的声音，体验不同声音带来的情感和感觉。这一步骤旨在通过声音探索情感，增强参与者对声音与情感关系的认识。

（2）非语言对话：在表演中，参与者将用非语言的方式进行对话，例如通过乐器的声音来代替语言交流。这种非语言的沟通方式有助于拓展表达的边界，激发创造性思维。

（3）角色与声音匹配：参与者挑选一个角色，然后选择一种乐器的声音来代表该角色的声音特征。这一活动帮助参与者将声音与角色特性联系起来，为角色塑造提供更丰富的感官体验。

（4）声音与动作结合：具有相同角色的参与者聚集在一起，相互发出声音，并寻找与之相匹配的动作。这一过程促进参与者在声音和动作之间建立联系，增强戏剧表演的连贯性和表现力。

（5）戏剧创作：将声音和动作统一起来，创作出一个完整的戏剧表演。这一步骤是将之前的活动整合起来，形成一个连贯的戏剧作品。

（6）寻找象征物：为了准备下一个作业，参与者需要从自然中寻找能够象征性地表达汉塞尔愤怒情感的物品或元素。这一活动旨在通过象征物的寻找和使用，深化参与者对情感主题的理解和表达。

4. 表演愤怒

（1）收集象征物：参与者搜集能代表愤怒情绪的物品，如树枝、白石、有棱角的石头或缠结的头发等，这些物品作为情感的象征载体。

（2）表达愤怒：在治疗师的指导下，参与者使用这些象征物来表达和释放他们的愤怒。通过与这些物品的互动，参与者能够将内在的怒火具体化，并以此作为一种释放情感的方式。

5. 走人生路寻找自己的幸福

（1）人生路旅程：参与者通过活动和反思，象征性地走过一段代表个人人生旅程的路，探索和寻找个人的幸福和满足感。

（2）自我发现：通过这一旅程，参与者更深入地了解自己，发现内心真正渴望的事物，以及如何克服障碍以实现个人的幸福。

6. 画出妨碍幸福的怪物

（1）创作怪物画：参与者通过绘画创作出一个象征妨碍个人幸福的“怪物”。这个怪物可以是具体的形象或抽象的符号，关键在于它能够象征性地反映出阻碍个人幸福的内在或外在因素。

（2）面对与克服：通过将障碍具象化为怪物，参与者能够更清晰地认识它们，并思考如何面对和克服这些障碍，为实现幸福铺平道路。

7. 宽恕意识

（1）选择宽恕对象：参与者从集体中选出想要给予宽恕的人或希望得到宽恕的人。这个过程需要真诚和勇气，因为宽恕是一种深刻的情感体验。

（2）身体表达真实感情：被选出的人将用身体动作默默地表达他

们真实的感情。这种非语言的表达方式有助于深入挖掘和传达宽恕过程中的复杂情感，同时也让其他参与者能够更好地理解和共鸣。

在整个戏剧治疗过程中，情感处理始终是一个核心主题。治疗初期，孩子们通过想象和使用形象、图画来探索情感，随后借助颜色和声音进一步表达和体验情感，最终通过与具体事物的互动来接触和处理情感。通过这一系列的步骤，治疗师逐步与孩子们建立起信任关系，并为在后续作业中直接面对愤怒情感做好准备。

如果在现实情境中直接要求参与者表达愤怒，他们可能会感到困难。然而，在表演《汉塞尔与格雷特》这一发生在遥远国度的故事时，参与者在不知不觉中就会沉浸在角色中，从而自然地表达出自己的情感。为了充分激发汉塞尔角色的愤怒情感，在故事中设定了以下情境：假如汉塞尔和格雷特没有找到童话中的饼干屋，而是在经历了各种艰难困苦之后，最终找到了父亲并进行复仇，那会怎样？如果自己是汉塞尔，会在多少年后或几个月后去见父亲？当来到父亲面前时，又会如何表达那种被抛弃的背叛感？通过这样的设定，参与者能够更深入地体验和表达汉塞尔的愤怒情感，同时也为自己的情感释放和处理提供了一个安全的出口。

由于每个孩子内心都可能藏有被抛弃的痛苦记忆和创伤，直接表现“愤怒”这样强烈的情感对他们来说是一项挑战，他们可能难以主动站出来呈现这种情感。因此，三位志愿者决定先行示范这一情感表达的场景。

A的表演：A以一种内敛而强烈的方式接近父亲。他静静地走向父亲，并拿起一根象征愤怒的树枝，紧紧地卡住父亲的脖子。尽管父亲试图抵抗并发出求救的信号，A依然不为所动，再次拿起一根折断树枝，继续默默地施加压力，同时眼中含泪。这种表演展现了A对父亲深深的愤怒和失望，以及他在行动中所感受到的痛苦和矛盾。

B的表演：B则表现出激动的情绪，与父亲进行激烈的对峙。他猛烈地质问父亲为何能做出那样的行为，泪水不断涌出，同时愤怒地向父亲扑去。父亲在B的愤怒面前显得懦弱，不停地试图辩解自己的行为。B的表演揭示了他对父亲行为的不解和愤怒，以及他对于父亲辩解的不接受。

C的表演：C用大声的埋怨口吻对父亲说："即使没有父亲，我也可以过得很好"，持续不断地抱怨着父亲。随着C的抱怨，父亲逐渐变得无言以对。C的表演反映了他对父亲的不满和对父亲角色的挑战，同时也表达了一种独立和自我肯定的态度。

在戏剧治疗的实践中，孩子们在观察志愿者出人意料的坦率和真挚的表演后，虽然经历了强烈的情感冲击，但当轮到自己上台表演时，却感到十分困难。在参与者中，有两位被指定进行表演：一位是有暴力倾向的男生，他在表演中使用刀具象征性地刺向"父亲"两次；另一位是难以妥善控制愤怒情绪的女生，她则以小声但快速如机关枪般的语调进行表达。其他参与者则通过语言来描述自己的行动，而非直接参与表演。

坦率地表达个人情感本就不是易事，尤其是当这种表达涉及对父母行为的否定时，难度更是倍增。然而，通过观察他人在表演中展现的极端愤怒、对被抛弃的深切怨恨以及冷嘲热讽等多样化的情感，孩子们得以间接地审视和反思自己的内心情感。这种情感的投入与共鸣，不仅加深了他们对集体的信任感，还营造出一种可以毫无保留地分享个人故事的氛围。

在后续的活动中，如寻找个人梦想中的幸福、认识并克服内心阻碍幸福的"怪物"，以及进行"宽恕意识"的练习时，孩子们相较于之前更加真诚地面对自我，从而获得了追逐未来梦想的勇气与力量。

戏剧治疗是一种以情感为核心的治疗手段，旨在帮助参与者探索自我存在的意义，并为其未来的发展打下坚实的基础。在这一治疗过程中，情感不仅作为诊断工具来评估参与者的心理状态，同时也是治疗的终极目标，即通过情感的表达和处理来促进个体的心理健康和个人成长。正如莱斯利·格林伯格与桑德拉·派维奥（Leslie S.

Greenberg和Sandra C. Paivio，2008）所强调的，“情感是我们理解世界和自我的关键。它们揭示了我们的存在和价值判断，指导我们的思想和行为。情感构成了我们对经验的个人化解读，是我们在信息洪流中筛选、处理并赋予意义的基础”。戏剧治疗的力量在于其提供了一个直接的体验场所，在这个场所中，参与者通过身体行动与情感相遇，使得那些通常不可见的情感得以显现和表达。通过戏剧治疗，参与者能够在一个受保护和支持的环境中，安全地探索和表达他们的情感。这种体验不仅促进了情感的觉察和理解，还有助于参与者学会如何以更健康的方式管理和表达他们的情感。

在探讨戏剧、治疗和净化的过程中，格洛托夫斯基的“贫穷戏剧”和“否定法”以及阿尔托的“残酷剧”和“鼠疫”概念之间的联系显得尤为关键。这些理论和实践都着重强调了戏剧活动中表演的核心地位。大卫·里德·约翰逊（David Read Johnson）指出，这种传统可以追溯到戏剧治疗的先驱雅各布·莫雷诺（Jacob Moreno）的“自发性检查”（spontaneous theatre）。莫雷诺的“自发性检查”是一种心理治疗方法，它通过让个体处于恐惧、愤怒等日常情境中，激发其内心情感反应，从而探索和表达个体的内心世界。如果进一步发展，这种情境下的表现会逐渐演变为角色游戏。大卫·里德·约翰逊、苏珊娜·彭吉克与斯蒂芬·斯诺（David Read Johnson，Suzanna Pendzik和Stephen Snow，2013）在角色游戏中，来访者通过模仿和语言表现来探索不同的角色和情境。这些表现不仅有助于理解角色的构建，还能揭示来访者与自身的关系，以及在表演中可能出现的延迟情况。此外，角色游戏还可能促使来访者在检查中采取相反的行动，或者为角色提供独特的线索。

精神分析治疗和戏剧治疗是两种在方法和侧重点上存在显著差异的心理治疗方法。精神分析治疗，被描述为“本质上转移的分析”

（戈麦斯，2008）[①]，其核心在于通过语言和对话来揭示和解析患者的潜意识冲突。这种方法侧重于患者的言语表达，治疗师通过患者的叙述来识别和解释潜意识中的心理动态。相比之下，戏剧治疗则更侧重于投射机制的作用（菲尔·琼斯，2005）[②]。在戏剧治疗中，来访者通过将自身的问题投射到戏剧性材料上，来表现和探索这些问题。这种治疗方式强调帮助来访者将自己的问题投射到戏剧性材料上的作用，利用戏剧作为一种防御机制，通过角色扮演和即兴表演等手段，为来访者提供一个更为直观和体验性的探索空间。这种差异主要源于两种治疗方法所使用的工具和工作环境的不同。精神分析主要依赖于语言和对话，强调通过言语交流来理解和解决问题。而戏剧治疗则利用身体和戏剧性形式，通过角色扮演、即兴表演等手段，为参与者提供一个更为直观和体验性的探索空间。这种非语言的表达方式使得来访者能够在安全的环境中自由地表达和探索内心的情感和冲突。因此，尽管两者都涉及心理学机制如投射和转移，但其应用的侧重点和方式存在显著差异。

精神分析和传统心理治疗通常采用一对一的治疗形式，治疗过程中治疗师和来访者通过对话进行交流。在这种互动中，来访者可能会对治疗师产生移情作用，类似于对父母的感情，表现出积极或消极的态度，而治疗师和来访者的角色相对固定。相比之下，戏剧治疗既可以是一对一的形式，也可以是集体进行的，其特点在于通过戏剧性的形式来开展治疗过程。在戏剧治疗中，治疗师和来访者可以扮演多种不同的角色，这种多样性使得原本集中在治疗师身上的移情感情得以

---

① 弗洛伊德将转移定义为一种心理现象，其中个体将过去的关系无意识地转移到当前的人或情境上，特别是在精神分析或心理治疗中。逆转则是治疗师对患者转移的反应，这种反应可以扩展到治疗师自身经历过的经验。（戈麦斯，2008）

② 兰迪（Randy）指出，在古典的弗洛伊德理论中，同一视点（identification）和投射（projection）被视为防御机制，用于保护个体免受内心冲突和焦虑的影响。然而，在戏剧治疗中，这些机制的应用则有所不同。戏剧治疗利用同一视点和投射来创造一种“治疗性戏剧化的均一形式”，即通过戏剧的形式将个体的内心问题和情感体验具体化和外化，从而为个体提供一个安全的环境来探索和处理这些内心问题。（菲尔·琼斯，2005）

分散。此外，通过“戏剧性的身体”体验，来访者能够感受到并确认自己内心的投射，从而逐步加深对自己的认识。戈夫曼（Goffman）指出，这与“通过身体表现和行动，根据情况提出相应的人格面具并获得认同感”相似，因此，“身体是沟通的钥匙，是认同感的主要形态”。（菲尔·琼斯，2005）

这两种治疗方法之间的差异，根本上源于是否涉及身体动作以及戏剧的虚构性质。戏剧性投射指的是在演出过程中，为了使演出具有治疗性功能，它必须具备与普通演出不同的特殊性质。虽然演出本质上是虚构的，但戏剧治疗却是现实的。因此，为了实现治疗效果，演出必须允许来访者通过虚构的过程将自己的内心世界转化为现实体验。

大卫·里德·约翰逊（David Read Johnson）在健康领域的研究中，提出了三个重要的方面。

第一，经验领域，包括对幸福感及其本质的思考和情感，以及对基本生活满意度的综合评价。它侧重于个体的主观幸福感和生活质量的评估，关注的是个体如何感知和体验自身的生活。第二，诊断领域，涉及伴随不安或痛苦症状的疾病。它侧重于对个体健康状况的医学诊断和评估，目的是确定是否存在具体的疾病或病理状态。第三，障碍领域，此领域关注个体在职场、学校、家庭体系等社会环境中发挥作用的能力。它评估个体是否能够正常地履行其角色和职责，以及是否存在任何功能障碍或适应困难。约翰逊强调，这三个领域都非常重要，并且都可以成为戏剧治疗诊断的对象。例如，有些人可能内心感到痛苦，但没有明显的疾病症状，他们仍然可以在工作或日常生活中发挥作用（如自恋型人格障碍患者或特殊类型的酒精中毒者）。因此，戏剧治疗可以针对这些不同领域的健康问题，通过戏剧性的形式来探索和解决个体的心理和情感困扰，帮助他们改善生活质量、缓解疾病症状以及提高社会功能。（大卫·里德·约翰逊等，2013）

治疗和恢复的基础可以归纳为幸福感、满足感、对不安原因的认识以及履行职责的能力。这些要素都与角色和情感紧密相关，而角色和情感正是戏剧和戏剧治疗的核心过程。在戏剧治疗中，角色扮演和净化经验是其表现形式之一，其中角色的外在表达是可见的，但其内在则经历着净化过程。

戏剧治疗的发展得益于像耶日·格洛托夫斯基（Jerzy Grotowski）和安托南·阿尔托（Antonin Artaud）这样的纯戏剧理论先驱者们的贡献。阿尔托反对亚里士多德的诗学观点，认为戏剧不仅仅是“模仿的再现艺术”，而是生活本身，是一种实现的过程。他强调：“如果说戏剧是生命的分身，那么生命就是戏剧的分身。”（申贤淑，2003）格洛托夫斯基则在康斯坦丁·斯坦尼斯拉夫斯基（Konstantin Stanislavski）的理论基础上进一步发展，确立了“贫穷的戏剧”（Theatre of Cruelty）的概念。这些理论家对先驱者的业绩产生共鸣，并在此基础上提出了自己的理论，从而为戏剧治疗的发展奠定了基础。

尽管格洛托夫斯基和阿尔托对戏剧治疗的起源做出了重要贡献，但他们的纯戏剧理论在实际应用中存在一定的局限性。这些理论虽然在追求人类本质的恢复和失去的神圣感的复归方面具有深远的理想，但它们与实际的治疗过程并不完全契合。戏剧治疗是一个无可争辩的现实过程，来访者在其中寻求自我认识通常需要较长的时间。因此，戏剧治疗中的角色扮演和净化经验必须与患者个人的生活领域紧密相连，不能脱离其个人经历和现实情境。戏剧治疗的有效性在于其能够将戏剧的元素与患者的个人经历相结合，通过角色扮演和情感表达来探索和处理内心世界。这种方法使患者能够在一个安全的环境中体验和表达他们的情感，从而实现自我发现和情感释放，促进心理康复和个人成长。

安托南·阿尔托（Antonin Artaud）强调戏剧作为形而上学完成之路的概念，旨在超越现象与概念的二元对立结构，回归到意识形成之前的状态。（安托南·阿尔托，1995）这一理念为戏剧与戏剧治疗之间的区分提供了清晰的界限。戏剧治疗虽然借鉴了形而上学的理论，但其核心目标并非实现形而上学的完成，而是利用戏剧作为应用艺术来促进个体的心理康复。在戏剧中，演员的角色可能被塑造成人类原型的巨大形象，而在戏剧治疗中，角色扮演更倾向于一种“被毁的玩具”[①]，这强调了戏剧治疗与个体实际生活和经历的紧密联系。戏剧治疗的实践必须与个体的生活领域相结合，以确保对个体的尊重和实现有效的治疗。如果戏剧治疗与个体的生活领域脱节，其治疗目标将无法达成。

因此，戏剧治疗虽然具有艺术性，但它的本质是应用艺术而非纯粹的艺术。过分依赖形而上学的理论可能导致理论与实际应用之间的脱节。戏剧治疗的目标是促进个体的自我认识和变化，而非形而上学的完成。因此，戏剧治疗的研究应当基于实际治疗工作，以确保其研究的明确性和实用性。

① 治疗师认识到，作为拥有个人能力和局限性的人，他们自身也拥有自己的想法、行为、情感以及（不良的）携带功能性模式，这些可以被视为“被毁的玩具”（大卫·里德·约翰逊等，2013）。这种认识强调了治疗师在戏剧治疗中的自我意识和自我反思的重要性，以便更好地理解和帮助患者。

第二章　走向感情模型戏剧治疗

第一节　感情中心视角的必要性

幸福不是人生的目的，而是生活的手段。

——保罗·克洛岱尔（Paul Claudel）[①]

一、情感作为工具

幸福感是一个多维度、主观的心理状态，普遍被认为是人们追求的重要生活目标。在心理学中，它由积极情感体验、消极情感体验和生活满意度三个主要组成部分构成。个体经常将特定的生活情境，如“当前时刻”“事业成就”“家庭关系”等与幸福感联系起来，这些情境可以看作幸福感的具体表现。不过，关于幸福的讨论往往带有一种神秘性，因为它实际上没有一个固定的形态，而是深植于个体的情绪体验之中。只有当个体主观上感到幸福时，他们才能真实地声称自己处于幸福状态，这一过程主要与情感体验相关，而非单纯的认知

① 译者注：保罗·克洛岱尔（Paul Claudel，1868—1955）是法国诗人、剧作家和外交家，以其宗教主题的文学作品而闻名。他的作品往往展现了他对信仰、神秘主义以及人类存在本质的深入思考，这些主题在他的诗歌和戏剧中得到了充分的体现。通过他的作品，读者可以窥见一个时代的思想潮流和文化背景，同时也能够感受到作者个人对于生命意义的不懈追求。

评估。

尽管幸福感是生活中的一项重要追求，但健康的重要性亦不容小觑。健康是实现幸福感的基石，它不仅包括身体健康，也包括精神和心理健康。一个健康的身体为幸福感提供了基础，但即便在身体脆弱的情况下，一个心理健康的个体仍可能体验到幸福感。因此，在追求幸福感的过程中，关注个体的内心世界的健康与平衡对于促进整体的幸福感至关重要。

幸福感是主观的“感觉”问题，因此，治疗的目标应更准确地调整为“让患者感到幸福”。随着情绪幸福感的重要性日益凸显，治疗领域中以情感为中心的研究变得愈发活跃。在当今社会，感情、情绪和感性受到的关注程度不亚于理性，甚至在某些方面超过了理性。这一趋势反映在多个领域：在教育领域，人们不仅关注智能指数，也对感性指数表现出浓厚的兴趣；在科学和技术领域，也出现了不排斥感性、积极利用感性的新动向。然而，将感性置于重要位置并不意味着理性的衰落。从人类历史的长河来看，感性相较于理性曾长期处于较为边缘的地位，如今才逐渐找到了适合自己的位置，与理性相辅相成，共同推动人类社会的发展。

在探讨幸福感时，人们通常将个人的生活状况与幸福感联系起来。当个体认为自己的生活质量不高时，他们往往会感到不幸；相反，如果他们觉得生活状况良好，他们则会感到幸福。因此，许多人将身体健康、物质富裕视为幸福的标志，形成了“幸福=富裕=健康”的观念。这种观念导致治疗的终极目标被设定为实现真正的幸福。然而，幸福感本质上是一个主观的体验，这意味着治疗的目标应该是帮助患者体验到幸福，而不仅仅是达到某些客观标准。这种以情绪为中心的治疗目标促使治疗领域的研究越来越关注情感体验的重要性。此外，现代社会对情感和感性的重视并不表明理性的衰退，而是表明感性和理性可以互补，共同促进个人和社会的发展。感性在历史上长期处于边缘地位，但现在已经开始与理性并重，共同塑造我们的世界观和生活方式。在教育、科学、技术和艺术等多个领域，感性的重视反映了对人类经验更全面的理解，以及对个体需求更深刻的响应。因此，将感性放在重要位置，实际上是对人类复杂性的承认，也是对个体全面发展的支持。

在韩国，理性长期被视为社会发展和科技进步的主导力量，它为科学和文明的发展提供了动力，极大地提高了生活的便利性和舒适性。然而，20世纪初以来，随着科学发展所带来的战争和社会疲惫等问题的出现，人们对情感的价值进行了重新评估。当前，越来越多的人认识到情感与理性之间并非简单的对立关系，而是一种互补和协调的关系。这种观点在现代神经科学的研究中得到了支持。

神经科学的研究表明，大脑的左右半球都参与情绪的认知、体验和表达。传统上，左脑被认为是理性的中心，右脑被认为是情感的中心。然而，当代研究表明，左脑在处理与语言相关的情绪方面，如情绪的语言表达和理解上更为擅长；右脑则在面部表情识别、情绪认知和体验以及情绪表达上发挥更专业的作用。此外，左脑更多地参与积极情绪的处理，而右脑则更多地涉及消极情绪的处理。尽管左右脑在情绪处理上存在功能差异，但它们通过神经网络的相互连接和信息交换，使得情绪的产生和调节成为一个复杂的、协调的过程。这种对左右脑功能的现代理解，有助于我们认识到情绪和理性在大脑中的相互作用和整合，进一步支持了情感与理性互补的观点（郑玉芬、郑顺和、林正河，2007）。

情感或情绪在多个学科领域中已成为核心因素，包括哲学、文学、艺术和心理学等，这些领域对其进行了广泛的研究。特别是在心理学领域，关于情感、情绪、感性等类似概念的研究在质量和数量上都取得了显著进展，涵盖了起源、特性、种类、结构、功能等多个方面，形成了众多理论。情感研究之所以在众多学科中受到关注，是因为它确实对社会发生的各种现象产生了深远影响。

在心理学中，以情感为中心的研究之所以活跃，其原因可以归纳为以下四点。

第一，情感与理性关系的重新评估，对情感与理性关系的理解从垂直转变为平衡，激发了新的活力。大卫·休谟（David Hume，1711 — 1776）曾提出“理性是情感的奴隶”[①]这一观点，如今这一理念得到了更多共鸣，促使人们重新审视情感与理性之间的相互作用和平衡关系。

第二，情绪的公式化，尽管看似悖论，但与认知相比，情绪更容易被公式化。在我国，情感被分为喜、怒、哀、乐、爱、恶、欲等不同类别，这种明确的区分有助于清晰地传达事件之间的影响力或因果关系。

第三，情感的实体化和工具化，情感相较于理性更容易实现实体化和工具化。情感伴随着身体反应，虽然理性和情感本身都是看不见的，但当情感受到身体刺激时，可以立即被感知并表达出来。这种感知和表达的可能性使得情感得以具体化，从而承担了作为工具的功能。

第四，情感在治疗过程中的有效利用，情感在整个治疗过程中可以得到有效利用。治疗的目标是实现幸福，而治疗过程本质上是让来访者认识并恢复有问题的情感经验。基于情感的有用性，感情模型戏剧治疗等方法得以发展和应用。

在戏剧治疗领域，情感和“行为阅读”构成了实际治疗的前提，并且二者之间存在着紧密的联系。这种关系建立在“身体记忆”这一概念之上，即情感和认知过程都起始于身体对外界刺激的感知。外部刺激首先通过我们的感觉器官，包括视觉、听觉、触觉、嗅觉和味觉等五种感官被感知。当我们感受到某种刺激时，我们便能认知到外部的刺激。在这个过程中，情感处于感觉刺激与认知之间，起到了桥梁的作用。

关于情感与认知的关系，学术界长期以来存在争议。一些研究者

① 哲学家大卫·休谟（David Hume）在其著作《人性论》（1739）中提出，道德判断并非源自理性，而是由情绪所驱动的。他把情绪定义为“身体或情绪波动”，并未将其与行为或其他因素直接联系。尽管有批评者认为他的情绪理论过于简化，但休谟与笛卡尔（Dikai）共同确立了关于情绪的早期理论，并对此后的理论发展产生了深远的影响。

认为情感先于认知发生，并且是认知的必要因素，而另一些研究者则认为认知不会影响情感[①]。然而，目前的大多数研究表明认知和情感两个领域是相互影响、相互作用的。这种相互作用在心理功能和神经机制层面上都有所体现。例如，情感会影响记忆、注意力、言语表达和决策等认知过程，而认知过程同样会对情感体验产生显著的影响。

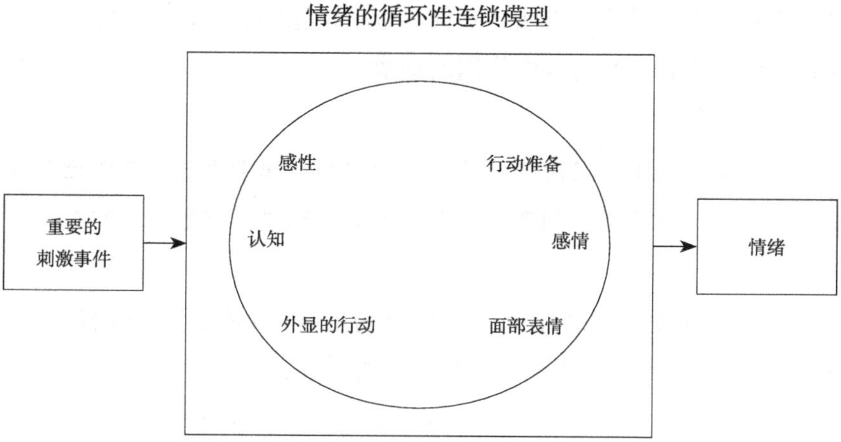

图 7　情绪的循环模型图（来源：郑玉芬等，2007）

情绪在认知之前发生的观点，主要基于感觉与情绪之间的直接联系。具体来说，个体对外部刺激的感知会直接影响其情绪反应，这些情绪随后经过认知过程得到解释，最终导致特定的行为反应。因此，在戏剧治疗中，“行为阅读”成为核心议题，治疗师通过观察来访者的行为来解读其内在的想法和情感状态。

---

① 林日焕在探讨情绪的情感论和认知主义理论时，强调了选择其中一种理论是不合理的。他认为，在理解情绪时，原则上不应排除认知因素，但同时也需要关注其他因素。他以“悲剧的悖论高潮”为例，探讨了如何解释以怜悯和恐怖等内在不快为必要部分的审美观潮的快乐价值问题，并总体而言更加强调认知主义对情绪的理解（林日焕，1996）。在哲学领域，对情绪的理解也在不断探索中，试图找到固有的接近方法。此外，莱斯利・S・格林伯格在其著作中确认了认知对情绪的影响力（莱斯利・S・格林伯格和桑德拉・C・派维奥，2008）。这些研究和理论表明，情绪与认知之间存在复杂的交互作用，两者相互影响，共同塑造人类的心理体验和行为表现。

在戏剧治疗中，尽管情感占据显著位置，但以情感为中心的治疗方法并非被简单化处理。这是因为在角色扮演过程中，情感自然地融入动作、语言、声音、表情等外在表现中来，成为戏剧元素的一部分。然而，情感的普遍分布实际上成为重视情感的理由。近年来，在心理治疗和戏剧治疗中，情感的外显性及其背后的重要性被特别强调。菲尔·琼斯甚至认为戏剧治疗的形式本身就是为了表达情感。这种以情感为中心的治疗方法，不仅促进了情感的表达，还加深了对情感在个体行为和认知过程中作用的理解。

戏剧治疗采用特定结构的目的在于识别和探索那些能够促进个人变化的情感，以及与之相匹配的表现形式（菲尔·琼斯，2005）。

戏剧治疗中，情感作为一个卓越的工具，其作用贯穿治疗的始终。情感的运用始于对问题根源的分析，通过直接的互动和相互理解，推动治疗过程的进展，最终协助参与者恢复幸福感。这种以情感为中心的治疗观点之所以至关重要，是因为情感本身可以完全作为治疗的工具来使用。

在戏剧治疗的实践中，治疗师通常会确定一个核心的治疗观点，并在多种治疗技法中一贯地应用这一观点。这样的方法有助于确保对患者状况的评估标准明确，使治疗的介入方式更加具体化，从而使得治疗前后的评估更为清晰和准确。尽管治疗以一个核心观点为中心，但这并不是说排除了其他可能的观点。实际上，其他观点也会被结合使用，以发挥各自的治疗效用，丰富治疗的维度，提高治疗的效果。

在戏剧治疗领域，治疗师们广泛采用多种模型来指导实践，其中包括苏珊·杰宁斯（Sue Jennings）的体现–投射–角色模型、罗伯特·兰迪（Robert Landy）的角色模型，以及大卫·里德·约翰逊（David Read Johnson）的发展变形模型。这些模型为戏剧治疗提供了结构化的框架，帮助治疗师设计和实施治疗计划。尽管情感在治疗过程中发挥着核心作用，但其作为工具的具体应用尚未得到充分的工具化和模型化。因此，将情感作为工具纳入治疗模型中是十分必要的。这样的整合可以更有效地反映参与者的行为，并将戏剧要素中潜藏的情感转化为戏剧治疗的直接工具。以下通过具体事例来理解情感是如何作为工具使用的。

【案例：2-1】：情感在戏剧治疗中的工具化运用

双向情感障碍是一种情绪调节障碍，特征为情绪的极端波动，包括躁狂期的过度兴奋和抑郁期的极度低落。民秀，一位16岁的青少年患者，表现出该障碍的典型症状，可能同时处于反社会性人格障碍的早期阶段。他的思维方式简单化，以二元对立（OX思维）① 为主，对环境的反应主要分为“烦躁”和“有趣”两类情绪，其中烦躁情绪常表现为愤怒。民秀对长辈缺乏适当的尊重，有时会对母亲表现出依赖性行为，甚至出现攻击性举动，如抓扯母亲的头发或用脚踢物发泄情绪。此外，他频繁体验到自杀冲动。近年来，类似民秀这样的青少年患者数量呈上升趋势，这可能与他们所承受的痛苦程度增加有关。物理学家拉哈德的观点指出，“经历痛苦的青少年可能对自己的情感产生怀疑”。（苏珊·杰宁斯等，2010）

在心理发展过程中，某些个体可能倾向于追求即时满足和浅层级的快乐，而对深层次的情感体验、感性和感情表现出相对的冷漠或忽视。这类个体可能将人际关系简化为基于功利的互动，即根据他人是否能给自己带来利益来决定对其的态度和反应。当个人需求得到满足时，他们可能表现出快乐；反之，则可能产生愤怒。戏剧治疗在这一背景下提供了一种独特的治疗方法。对于民秀这样的个体，治疗过程可以从他较为熟悉的愤怒情绪入手，逐步引导他探索和表达更为复杂的情感层面。悲伤等深层次情感可以作为情感体验的起点，有助于民

① 译者注：二元对立（OX思维），又称为二分法思维或黑白思维，是一种认知偏差，其中个体倾向于以极端的类别来看待事物，缺乏中间或灰色地带的认知。这种思维方式通常与情绪障碍如抑郁症或焦虑症有关，也可能在青少年中出现，因为他们可能还在发展更复杂的思维技能。

秀进一步的情感探索。在戏剧治疗的初次活动中，民秀在情感体现、投射和角色扮演方面的表现可能显示出与同龄人相比更为简单和幼稚的特点。戏剧治疗的介入旨在帮助民秀更深入地理解和表达自己的情感，促进其个人成长和心理健康的改善。通过戏剧治疗，民秀可以学会识别和表达更丰富的情感，这不仅有助于他的情感发展，也有助于他的社会适应和人际关系的建立。

在戏剧治疗的初始阶段，建立稳固的治疗关系对于治疗的成功至关重要。在这一阶段，直接引导参与者使用个人经历进行戏剧化表达可能效果有限。因此，采用特定的戏剧化活动作为治疗的切入点可能更为有效。对于青少年群体，参与新颖的戏剧活动能够激发他们的好奇心、愉悦感和自信心。以民秀为例，治疗师选择了《蓝胡子》这一故事，以愤怒情绪为体验的核心。

针对缺乏戏剧经验的民秀，治疗师首先引导他参与了一种游戏形式的体现动作活动，旨在通过接力的方式逐步增强情感表达。在该活动中，参与者通过模仿攻击性姿势来传递和增强情感的强度。尽管民秀的动作幅度不大，但他通过这一过程展示了一些他平时在威胁他人时会展现的动作。随后，治疗师引导民秀使用不同的物体来创造愤怒情绪的投射物。民秀迅速选择了一些物体，并尝试用三个形体来表现他的愤怒情绪。然而，随着活动的深入，尽管形象化是愤怒情绪表达的自然延伸，但要成功地塑造并形象化这些物体却存在一定的挑战。这表明，戏剧治疗过程中形象化愤怒情绪是一个逐步发展的过程，需要参与者在治疗师的引导下不断探索和实践。

在戏剧治疗过程中，民秀参与了以《蓝胡子》故事为基础的戏剧化活动，以此探索和体验愤怒情绪。《蓝胡子》讲述的是一个残忍的男性杀害了自己八名妻子的故事。治疗师引导民秀想象蓝胡子在成为如此人物之前可能经历了什么，并在剧中扮演蓝胡子，展现如果自己是蓝胡子，最初的杀人行为是如何发生的。在表演中，民秀表现出了杀死一个与自己毫无关系的人物的行为，他觉得这样做很有趣，因此决定实施杀害计划。尽管在表演过程中，民秀没有表现出任何对杀人的负罪感，但在观看其他辅助治疗师的剧情表演时，他发现了自己平时生活中无法抑制愤怒的原因：他没有真正感受到那种愤怒情感，从而导致自己处于一种麻木、无感情的状态。

戏剧治疗为参与者提供了一个独特的平台，通过角色扮演和情感投射促进自我认识和情感发展。民秀通过观察其他参与者扮演的主人公，体验了戏剧治疗中的体现、投射和角色扮演三个关键阶段。这种观察和体验过程使他能够从第三方视角审视自己的行为和情感，从而产生强烈的投射效果和自我反思的机会。对于民秀这样的青少年，他们可能尚未深入探索自我认知，戏剧治疗提供了一种促进自我发现的有效途径。在治疗过程中，民秀发现，通过角色扮演和情感投射，他能够在他人身上看到与自己相似的情感和行为模式，从而产生共鸣和获得支持的感觉。

民秀最初对情感的认识相对单纯，他将快乐视为唯一积极的情感，而对于愤怒以外的其他情感则感到困惑。然而，随着戏剧治疗过程中对愤怒情感的逐步探索，他开始意识到自己在情感识别方面与同龄人相比存在差距。这种认识是情感发展和自我认识的重要一步，有助于民秀更准确地理解自己的情感状态，并为未来的改变和成长提供了可能性。在民秀的案例中，戏剧治疗将情感作为工具，引导他实现自我认识。通过戏剧性的体验，民秀不仅能够更深入地理解自己的情感反应，还能够发现与他人的情感共鸣，从而促进他的个人成长和心理健康。这种治疗方法强调了情感在自我认识和个人发展中的核心作用，为青少年提供了一种探索和表达情感的有力手段。

二、感情的定义

空荡荡的感情，意味着他们在生活中失去了积极行动的力量。

——罗洛·梅（Rollo May）①

为了在戏剧治疗中具体化感情模型，首先必须对感情的概念进行系统的整理和明确。在不同的语言和学科中，与感情相关的术语常常存在混用现象，例如“感性”“情绪”“情动”“心情”“感觉”等。在英语中，类似的术语包括“emotion”（情绪）、“feeling”（心情）、“sentiment”（敏感性）、“affect”（情动）、“mood”（情绪状态）。这种术语的混用在语言翻译过程中尤为明显，常常导致理解上的混淆。通常情况下，在戏剧治疗中，主要使用的术语为“情感”和“情绪”，其英语对应表达主要为“feeling”和“emotion”。格林伯格（Greenberg）和法比奥（Paivio）对“情动”（affect）、“情绪”（emotion）和“心情”（feeling）进行了区分（格林伯格、法比奥，2008）。他们认为，这些术语虽然在日常生活中可能被交替使用，但在学术研究中需要更精确的定义和应用。

情动（Affect）：情动是指对刺激的无意识和生理上的反应。它包括自动的、生理的、动机的、神经学的过程，这些过程通过进化发展为适应性行动体系。情动不涉及对刺激的反思性评价，它仅仅是对刺激的自然反应。

心情（Feeling）：心情涉及意识到对情动的生理感觉。它包括身体晕眩或紧张感等身体感受的经验。更复杂的身体感受被称为复

① 译者注：罗洛·梅（Rollo May，1909—1994）被誉为“美国存在心理学之父”，也是人本主义心理学的杰出代表。他在20世纪中叶将欧洲的存在主义哲学和心理学思想引入美国，开创了美国的存在分析学和存在心理治疗。罗洛·梅的著作丰富，推动了美国人本主义心理学的发展，并拓展了心理治疗的方法和手段。他的主要著作包括《焦虑的意义》《人的自我寻求》《爱与意志》《创造的勇气》等。

杂心情或感情，例如在事情没有得到正确处理或关怀时感受到的侮辱感。

情绪（Emotion）：情绪是一种人类情感，是有意识地体验到的心理状态。它发生于特定情境触发相关心情和行为倾向时，反映了个人对该情境的感受和反应。情绪是综合了多种水平的处理过程，包括具有行为倾向性或伴随面部表情的具体情绪经验，如恐惧、愤怒、悲伤，以及伴随更复杂故事或剧本的嫉妒或自豪感等综合情绪。情绪给经验赋予了个人意义。①

情动（Affect）是个体对刺激的无意识的首要反应，它构成了心情（Feeling）的基础。心情不仅包括情动，还涉及有意识的经验。情绪（Emotion）则属于更认知性的领域，它为经验赋予个人意义，并包含对特定对象的倾向。在这个意义上，情绪与感情（Sentiment）是相同的，而与情动和心情存在明显差异。另一方面，从区分感性（Sensibility）与感情的角度来看，感性被视为“感情的能力”，即“能够感受到特定感觉或感情的能力”（林日焕，1996）。因此，感情和情绪常被混用为类似概念。

在感情模型戏剧治疗中，所使用的感情与情绪非常相似，但感情更为具体，成为诱发情绪的动机。此外，感情属于可识别的领域，与情动不同。换句话说，感情涵盖了情动和心情，并意味着为了通过行动表现出来而对其有了具体的认识。我们通常使用诸如喜悦、悲伤、愤怒等具体感情。相比之下，情绪是从感觉到最终认识的较浅领域用语。

① 在心理学中，情绪通常用于学术领域，而“情动”一词则更多地出现在临床领域。以色列的戏剧治疗师莫莉·拉哈德（Mooli Lahad），采用了以对压力的反应机制为中心的BASICPh（Belief-信任、Affect-情绪、Social-社会、Imaginative-想象性、Cognitive-认知性、Physical-身体性）“六部分故事”诊断评估模型以此对来访者进行分析。在这一过程中，莫莉·拉哈德没有使用表示情绪或感情的“emotion”，而是选择了“affect”一词。这种用词选择可能是为了更加强调无意识的反应。

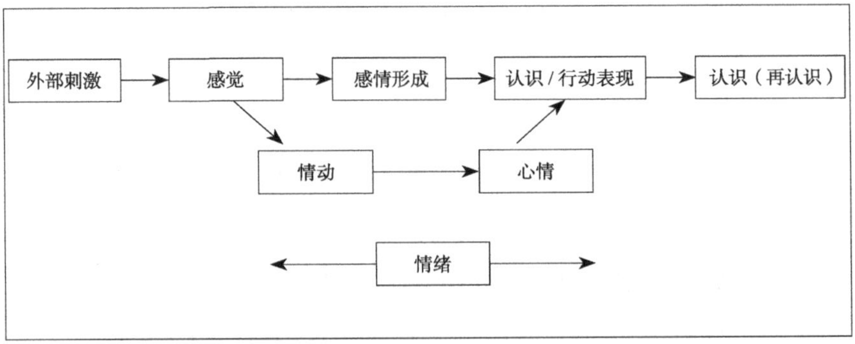

图 8　感情与情绪的双向关系

在探讨情绪与感情的关系时，我们可以看到两者之间的相互作用和影响。当情绪引发感情反应时，这通常意味着外部的刺激触发了具体的感情，如喜悦或悲伤，这些感情在我们体内产生某种心情。这种心情可以被理解为一种生理和心理上的复合状态，它既包括了对刺激的直接反应，也包括了对这些反应的有意识的体验。另一方面，当感情引发情绪反应时，这表明内心的心情以具体的情绪形式表现出来，如悲伤或愤怒。这些情绪是感情状态的外化，它们涉及对特定对象或情境的认知评价和行为倾向。

由此可见，感情与外部的感觉和行动、内部的认知和需求紧密相关。感情不仅是对外部刺激的直接反应，也是内部心理状态的体现。认识对象并用行动表达的过程涉及以下几个步骤：

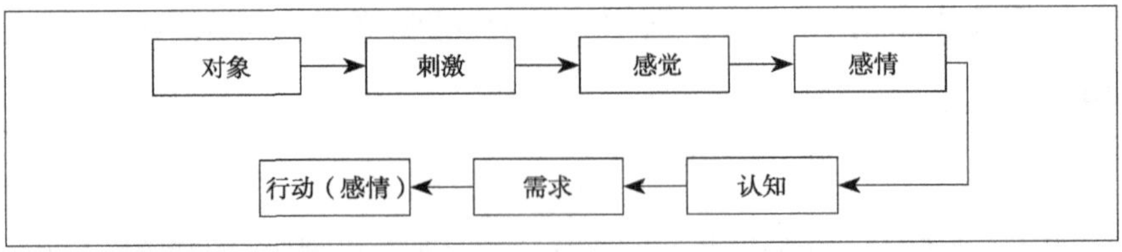

图 9　感情形成的过程

在戏剧治疗中，理解和表达感情的过程与我们日常认识和表达感情的过程是一致的。为了有效地执行基于感情模型的戏剧治疗，我们需要对感情的以下方面进行整理：

1. **感情作为工具：** 在治疗中，感情既是治疗的目标，也是实现治疗目标的手段。治疗师利用感情作为工具，帮助参与者探索和理解自己的内心世界。

2. **感情的感知性：** 感情源于对外部刺激的感知，是一种身体自觉现象。它是我们对周围环境变化的直接反应，如看到感人场景时感到悲伤。

3. **感情的认知性：** 感情导致认识，是一种精神状态。它不仅涉及身体的感觉，还涉及对这些感觉的认知加工，如将心跳加速解释为紧张或兴奋。

4. **感情的外显化：** 感情通过行动表现出来。在戏剧治疗中，参与者通过角色扮演、即兴表演等行动，将内心的感情外化，使治疗师和自己都能更清晰地看到和理解这些感情。

5. **感情的对象性：** 感情是对刺激的反应，因此存在能够体验感情的刺激主体，即对象。感情总是针对某个特定的对象或情境，如对某个人的爱或对某个事件的愤怒。

6. **感情与欲望的关联：** 通过感情的认知成为反应时，欲望会介入其中。感情可以激发或抑制个体的欲望，如悲伤可能抑制对快乐活动的欲望，而兴奋可能激发对冒险的欲望。

7. **感情的象征性功能：** 感情介于感觉和认识、认识和行动之间，具有象征性的功能。它可以象征性地代表更深层的心理状态或需求，如愤怒可能象征着对正义的渴望。

8. **感情的存在确认功能：** 感情是确认个体还活着的工具，是一种存在的过程。通过体验和表达感情，个体感受到自己的生命力和存在感。

9. **感情与关系的紧密联系：** 感情的过程与人际关系紧密相连。在戏剧治疗中，通过与他人的互动和关系建立，感情更容易被接近和处理，因为感情往往在关系中产生和变化。

即便是心理健康的个体，也可能难以持续意识到自己的情感及其对行为的影响，特别是在家庭关系中。人们往往在无意识中对家庭成员产生依赖，并可能错误地认为，即使不明确表达，家人也会理解自己的需求和感受。这种错觉可能导致对家人的期望过高，而当这些期望未能实现时，可能会引发深刻的情感伤害。例如，一个善良的孩子可能会因为家人无意识的批评而产生自卑感，或者一个尽职的妻子可能感到自己做得不够好而产生自责心理。这些感受往往导致个体发展出认知回避或防御机制，以保护自己免受进一步的情感伤害。在戏剧治疗中，参与者有机会通过戏剧化的过程将平时感受到的情感融入故事中来。这种方法有助于解除个体对家人的无意识防御，使他们能够更开放地审视和理解彼此的关系。戏剧治疗提供了一个安全的环境，让来访者可以探索和表达平时可能被压抑或忽视的情感。通过角色扮演和故事重现来访者不仅能够认识到自己在家庭关系中的角色和情感状态，还能够增进对家庭成员的理解和沟通，从而有助于改善家庭关系。

【案例：2–2】:《大力士姐弟》在感情认识作业中的运用

在资源极度匮乏的情况下，一位母亲被迫面临一个残酷的选择：决定自己孩子的生死。这种极端情境下的抉择不仅受到生存本能的驱使，还可能受到文化背景和社会期望的影响。在这个故事中，母亲试图牺牲女儿以确保儿子的生存，但这一决定最终导致了所有孩子的死亡。这一悲剧性的结局揭示了即便在古代文化中女性牺牲被视为理所当然，这种选择的残酷性也难以被社会轻易接受。

《大力士姐弟》的故事进一步深化了这一主题，讲述了一位单亲母亲对子女间力量竞争的担忧。为了确保儿子在力量较量中的胜利，母亲给女儿提供了热红豆粥，试图以此影响结果。女儿在不知情的情况下接受了母亲的好意，这最终导致她的力量减弱，并坠崖而死。当儿子得知真相后，也因对母亲的怨恨而死去。

在这个故事中，我们可以从心理动力学的视角分析角色们为何会走向悲剧性结局，以及他们可能经历的情感冲突。女儿可能出于对母亲的忠诚和对家庭和谐的渴望，隐藏了自己的内心想法，说出“我没事”，这种自我牺牲的行为可能是出于对母亲期望的内化，以及对弟弟的爱护，但这种压抑可能导致她在内心深处感到被忽视和不被重视。母亲可能因为社会和文化的压力，以及对儿子的偏爱，而做出了牺牲女儿的决定，这种行为可能源于世代相传的性别偏见和对男性后代的重视，母亲在意识到自己的行为可能导致女儿的死亡后，可能会经历深刻的负罪感和自责。儿子在意识到自己无意中促成了姐姐的死亡后，可能会感到自责，他可能认为自己作为既得利益者，未能阻止悲剧的发生，或者在姐姐最需要支持时未能站出来，这种自责可能导致他选择死亡，作为一种赎罪的方式。故事的核心概念是后悔和侮辱感，后悔来自角色们对自己行为后果的认识，而侮辱感则源于他们感到被背叛或被忽视的经历。在戏剧治疗的实践中，以《大力士姐弟》为蓝本的治疗方法可以用于帮助个体探索和解决与家庭关系相关的问题。

《大力士姐弟》实际应用案例中，治疗对象主要针对20多岁和30多岁的女性，治疗目标是帮助个体树立对结婚和生育的个人想法，同时检查和改善她们与母亲和兄弟姐妹的关系。

1. 认识后悔情绪，寻找个人成长的目标活动

（1）治疗活动描述：

回忆与反思：参与者在治疗空间中以大圈的形式移动，这个动态过程象征着生活的循环和连续性。他们被引导去慢慢地回顾自己的生活，这是一个内省的过程，旨在帮助他们触及个人的记忆和经历。

识别后悔：在回顾的过程中，参与者被鼓励在想象中重新体验那些引起后悔的情感场景。这一步骤的目的是识别和面对那些未解决的情感和决策，这些可能是阻碍个人前进的障碍。

设定目标：基于对后悔的识别，参与者被引导去寻找他们希望在未来体验或实现的东西。这涉及设定个人成长的目标，这些目标反映了他们对未来的期望和愿望。

（2）参与者表达的各类愿望和目标：

A：寻求勇气，以坦诚相告，不回避对方，接受必要的帮助，并主动提供帮助。

B：表达对未来的期望，可能涉及职业、个人关系或其他生活领域。

C：学习拒绝，这可能与建立个人界限和自我保护有关。

D：接受个人的不足，这涉及自我接纳和减少自我批评。

E：追求独立生活，希望生活中没有不必要的牵涉和依赖。

F：渴望一个坦率的童年，这可能反映了对过去纯真时光的怀念或对当前生活复杂性的反思。

G：寻求信任和信赖，这可能与建立健康的人际关系有关。

H：希望打破限制自己的障碍，这可能涉及个人信念、习惯或环境因素。

I：强调自主选择的重要性，追求基于个人意愿而非外部压力的决策。

J：了解什么是真正重要的，这可能涉及价值观和生活优先级的重新评估。

K：抛弃自我合理化，这涉及诚实面对自己的行为和动机。

L：再次提到勇气，这可能与面对挑战和改变有关。

M：坦率地分享个人故事，这可能与自我表达和建立联系有关。

N：成为具有主体性和能动性的自我，这涉及个人赋权和自我实现。

O：追求无限的爱、人情和沟通，以及坦率地表达自己，这可能与建立深层次的人际关系有关。

P：拒绝以恩惠或谎言来掩饰真实情况，这涉及诚实和透明。

这个治疗活动为参与者的表达提供了一个框架，用于理解和处理后悔情绪，并将其转化为个人成长和自我实现的动力。通过识别和面对后悔，参与者可以设定目标，这些目标反映了他们对未来的期望和愿望，从而促进个人的心理成长和发展。

2. 通过故事角色体验、理解侮辱感的投射活动

（1）治疗活动描述：

自我反思与情感识别：参与者首先进行自我反思，以识别和描述他们所感受到的侮辱感的具体形态。这一步骤旨在帮助参与者明确自己的情感体验，并将其与特定的事件或情境联系起来。

情感与形象的关联：参与者将侮辱感与特定的人物形象联系起来，通过选择象征性事物来代表这些形象。这种象征性的关联有助于参与者更具体地理解和表达自己的情感。

情感反应的深入理解：参与者进一步探索与侮辱感相关联的复杂情感反应，如愤怒、悲伤、绝望和无力感。通过深入理解这些情感反应，参与者能够更好地认识到自己的情感状态，并开始处理这些情感。

角色扮演与剧情发展：基于对侮辱感及其情感反应的理解，参与者在治疗师的指导下进行角色扮演，为剧情的制作确定角色。这一过程有助于参与者在治疗过程中实现情感的表达和处理，同时也促进了他们对侮辱感及其影响的更深层次理解。

（2）姐姐组的情感体验与投射：

A：参与者通过“洞穴”象征体验到的是郁闷和绝望，以及与姐姐角色的关联。

B:“压制的石头”和“青蛙（蟾蜍）”形象与愤怒情感的联系。

C:“垃圾”和“蛇（赝品）”形象与愤怒和绝望情感的体验。

D:“坦克”和“冰冷无心的石头”形象与愤怒、无价值感和悲伤的联系。

E:“蜈蚣”和“巨天牛（长颈鹿）”形象与绝望情感的体验。

F:“漂亮却空荡荡的房子”和“有毒的苹果”形象与愤怒和无力感的联系。

G:“耻辱”“快乐”“悲伤”和“无力”等情感词汇与姐姐角色的

直接体验。

H:“小丑”形象与对母亲角色的恐惧和不安的体验。

（3）弟弟组的情感体验与投射：

A:“邹巴巴的新纸”与“绿巨人”和“邪恶的蛇”的形象与挫折、愤怒和耍赖行为的联系。

B:“不显眼的忍耐着的存在”与“自大的存在”形象与快乐假面背后的谎言体验。

C:“球”形象与“艳装的妈妈”形象与恐惧、背叛和悲伤情感的联系。

D:“火（烟消云散）”与“坚硬的树木和其中的蜘蛛”形象与愤怒、背叛和无力感的体验。

E:“被扔的青蛙”与“冷血的姐姐”形象与羞耻和被拒绝感的联系。

F：姐姐死亡的瞬间与“刀”和“蛇”形象与愤怒和假装没有情感的体验。

（4）妈妈组的情感体验与投射：

A:“大的无法形容，却被一拳打光的感觉”与“假面舞小丑”形象与愤怒和无力感的体验。

B:“用刀乱捅”与“死去的儿子（冰冷）”形象与压抑生活的联系。

C:“被抓到的老鼠”形象与“姐姐”角色与生气、丢人和绝望情感的体验。

D:“手套（想脱掉）”和“警车的警报声”形象与羞耻心的联系。

（5）投射活动的目的与过程：

情感的准确检查：参与者通过象征性的表现手法，如雕像，来识别和检查自己的情感。

刺激主体的确认：参与者确认引发特定情感反应的刺激主体，理解情感反应的来源。

行动的再现与体现：参与者思考在当前环境中想要再现的行动，

以及如何作为角色体现在身上，将情感体验转化为具体的行动。

这种分层投射活动为参与者提供了一个安全的环境，使其能够探索和表达个人的情感体验，尤其是与侮辱感相关的情感。通过角色分配、情感形态的识别、情感与形象的关联、情感的深入理解以及角色的确定，参与者能够更全面地理解自己的情感反应。在治疗师的指导下，这些情感体验可以转化为促进个人成长和治疗的具体行动。这种投射活动不仅有助于个体对情感的识别和处理，还能够促进集体治疗中参与者之间的相互理解与支持。

3. 戏剧化作业实施活动：将故事分为六个关键场面，每个场景由一个小组负责，以增强剧情的戏剧性。

（1）治疗活动场景：

场景一：比赛前一天晚上，探索母亲和姐弟的心情。

场景二：姐弟俩同时目睹母亲偏爱弟弟的情景。

场景三：观察母亲深夜工作的情景。

场景四：母亲不在时，姐弟俩讨论父亲。

场景五：庆祝母亲的生日。

场景六：描绘三人的死亡。

（2）戏剧化活动的目的与过程：

角色技法与对立观点：戏剧化活动通过角色技法和对立观点的探索，帮助参与者观察包括自己在内的帮助者和妨碍者的角色。这涉及对加害者和受害者的对立角色的认识，并理解它们在不同情境下的转换。

矛盾的戏剧表现：戏剧作为一种表现生活矛盾的艺术形式，其核心在于展现角色之间的关系。通过戏剧化作业，参与者能够更深入地理解矛盾的根源，即角色之间的相互作用。

治疗目标：治疗的目标并非学习如何扮演缺失的角色，而是认识和接受加害者与受害者角色的共存。这意味着承认在不同情境下，个体可能既是受害者也是加害者。

故事结构的适用性：所选用的故事结构适合表达对立角色的共存

和转换，为参与者提供了一个理解和体验这种动态关系的机会。

在戏剧治疗中，戏剧化作业作为一种有效的治疗手段，能够帮助参与者深入探索和表达故事中的矛盾以及角色之间的复杂关系。通过将故事细分为六个关键场景，并分配每个小组负责其中的一个场景，戏剧化作业不仅增强了剧情的戏剧性，还促进了参与者对角色内心世界的深入理解。这种分组方式使得每个小组能够专注于特定场景中的情感张力和角色动态，从而更细致地剖析角色的心理动机和行为表现。角色技法的运用进一步深化了参与者对角色的认知。通过角色技法，参与者能够从不同视角观察和体验帮助者与妨碍者的角色，进而认识到加害者与受害者角色之间的对立关系以及它们在不同情境下的共存性。这种角色转换的体验使参与者能够在安全的治疗环境中，探索个体在复杂情境中可能同时扮演受害者与加害者的双重身份，从而促进对自我角色的全面认识和情感处理。

戏剧治疗的核心目标是帮助参与者理解，在不同的情境下，个体可能既是受害者也是加害者。这种对角色转换和共存的认识，为参与者提供了一个全新的视角，使他们能够更客观地看待自身行为和情感反应。故事的结构被精心设计，以便更好地表达这种角色转换和共存的认识，为治疗提供了丰富的素材和深刻的洞见。通过戏剧化作业，参与者能够在角色扮演中体验和表达复杂的情感和关系，这对于促进个人成长和治疗具有重要意义。

在戏剧治疗中，通过《大力士姐弟》的故事，可以深入探讨家庭关系中的加害与受害动态，以及这些动态如何影响个体的情感体验和自我认识。该故事为参与者提供了一个框架，用于分析和理解性别角色、受害意识以及家庭关系中的权力不平衡。

治疗活动的核心目标是帮助参与者识别和体验后悔与侮辱感这两种在家庭环境中常被回避或忽视的情感。通过角色技法，参与者能够深入探索加害者与受害者角色在个体内在的共存性，这是实现自我认识和情感处理的关键。此外，戏剧治疗还旨在确认参与者对母亲或兄弟的潜在受害意识，这种意识可能在不知不觉中形成，并对个体的情感和行为产生深远影响。

在戏剧治疗中，最终目标并不仅仅是帮助参与者认识自己的情感和角色，而是作为一种工具，真正追求获得使未来过得更好的力量。《大力士姐弟》的故事在这样的背景下，通过角色的死亡，展现了一种存在的觉悟。与死亡的直面被认为是反向生活的最大力量，这一观点在实际存在主义心理治疗中已被广泛认可。在故事中，姐姐、弟弟和母亲依次选择死亡，这可以被看作认识到自己生活所具有的责任感的结果。

欧文·亚隆（Irvin · Yalom）指出："认识到责任，不仅意味着认识到了自己、命运、生活的困境和感觉，还意味着自觉地认识到痛苦是自己造成的。对于那些将自己的不安转嫁给他人、不接受责任、将责任转嫁给其他事物的患者来说，无法实现真正的治疗。"这一观点强调了个体在治疗过程中对责任的认识是实现真正改变的关键。然而，要达到这样的认识，仅凭理性的觉悟是有限的。唤醒具体的情感，并在其中明确与对象的关系，才能形成实际存在的自觉。这正是将情感作为工具的原因。

在戏剧治疗中，角色扮演和情感表达为来访者提供了一个安全的环境，使其能够探索和体验与他人的关系以及其中的责任感。这种方法不仅促进了个体对角色和矛盾的深入理解，还通过集体互动增强了参与者之间的相互理解与支持，从而构建了一个安全且富有同理心的治疗环境。通过戏剧化作业，来访者能够在角色扮演中体验和表达复杂的情感与关系，这对于促进个人成长和治疗具有重要意义。此外，戏剧治疗还为来访者提供了一个机会，使其能够重新审视和处理家庭关系中的未解决情感，从而实现情感的释放和角色的认同。在治疗师的指导下，来访者可以更全面地理解自己的情感反应，并将这些情感体验转化为促进个人成长和治疗的行动。这种治疗方式超越了传统表演艺术的范畴，通过创造一个安全的虚构空间，让参与者能够自由地表达情感，同时提升自我认知和人际关系处理能力。

戏剧治疗的实践手法和广泛的应用领域揭示了其在心理健康领域的重要价值。它不仅帮助个体在情感和认知上实现转变，还通过集体互动促进了参与者之间的连接和理解。这种方法为寻求心理支持的人们提供了一种全新的自我探索与成长路径。

第二节 感情模型戏剧治疗是什么？

原始人不管用石头做什么，都不是作为材料，而是考虑到石头所具有的善良属性和感情投入效果。

——安东尼·高迪（Antoni Gaudi Cornet）①

一、感情模型戏剧治疗的定义

感情模型戏剧治疗是一种以情感为核心的心理治疗方法，将情感作为诊断和治疗过程的基础。该治疗模式的核心在于，情感在个体生活中具有双重作用：一方面，情感能够促进个体的顺利发展；另一方面，情感的负面功能也可能引发心理问题。正如心理学家杰罗姆·凯根（Jerome Kagan）所指出的，情感"履行了各种功能"（杰罗姆·凯根，2009），这表明情感在人类生活中扮演着复杂且多面的角色。

在戏剧治疗过程中，来访者被鼓励去认识和体验与个人问题相关的情感，揭示感到不幸的真相，并通过阶段性的情感体验，逐步实现个人幸福的目标。然而，目前尚未有专门针对戏剧治疗中情感诊断的工具。因此，治疗师可能需要借助现有的评价工具或对其进行适当调

① 安东尼·高迪（Antoni Gaudí Cornet，1852—1926）是西班牙伟大的建筑师。他是近代史上最独特的人物，不受当时主流思潮影响，而是深受加泰罗尼亚传统和北非、西亚土著建筑的启发，形成了独特的建筑语言。他从小就看重自己的感性感受，希望成为理解人心的建筑师。他建筑的的古尔公园（Park Güell）于1984年被联合国教科文组织列为世界文化遗产。

整，以满足治疗过程的需要。

在实施感情模型戏剧治疗时，首先需要将评价工具与现有的情感测量工具相结合，进而探索以情感为中心的介入方法。这可能涉及使用戏剧活动作为媒介，帮助来访者表达和探索他们的情感，以及通过角色扮演、即兴表演等戏剧技巧，促进情感的宣泄和整合。通过这些方法，来访者可以更深入地理解自己的情感状态，提升自我意识，并在治疗师的指导下，将情感体验转化为促进个人成长和治疗的行动。

（一）可用于感情诊断的评估工具

在戏剧治疗领域，大卫·里德·约翰逊（David Read Johnson）、苏珊娜·彭吉克（Suzanna Pendzik）和史蒂芬·斯诺（Stephen Snow）通过收集和编辑多个国家在戏剧治疗实践中使用的评价工具，出版了《戏剧治疗的诊断评估》一书。该书整理了各国治疗师在实践中采用的多种评估工具，为戏剧治疗的诊断和评估提供了宝贵的资料。然而，这些评估工具在客观性和信赖度方面仍有待提高。这主要是因为戏剧艺术本身的特性，即以行动和即兴为中心的行为艺术，其固有的多变性和创造性使得将其整合成一套固定理论体系变得复杂。戏剧治疗的实践往往涉及情感的表达、角色的扮演和故事的叙述，这些都是高度个性化和情境化的过程，难以用标准化的测量工具来准确评估。

目前，戏剧治疗诊断评估工具主要基于即兴剧制作，这与戏剧治疗的核心——戏剧行为的重要性相一致。自20世纪30年代戏剧治疗诊断评估的初期，雅各布·莫雷诺（Jacob Moreno）就尝试利用即兴剧进行自发性检查，这同样基于戏剧行为的重要性。现代的戏剧治疗诊断评估工具，如大卫·里德·约翰逊（David Read Johnson）的角色演技诊断检查（Diagnostic Role–Plying Test：DRPT）、斯蒂芬·斯诺（Stephen Snow）的戏剧治疗角色演技会面（Drama Therapy Role–Play Interview：DTRPI）、苏珊娜·彭吉克（Suzanna Pendzik）的“6–钥匙模型”、菲尔·琼斯（Phil Jones）的戏剧性介入尺度、苏珊·杰宁斯（Sue Jennings）的体现–投射–角色模型等，都是通过观察参与者的即兴表现来进行的。

在以情感为中心的感情模型中，戏剧治疗提供了一种独特的诊断和评估方法。情感在戏剧治疗中无处不在，因为角色和情感在戏剧行为中是不可分割的。尽管情感本身是无形的，但它们通过行动得以具体化和表现。因此，评估来访者在即兴表演中的角色表现，实际上就是在评估他们的情感状态。以下是运用现有诊断评估工具来诊断情感的方法。①

（二）罗伯特·兰迪的角色技法

兰迪说："成为角色理论的基本前提的主要性格构成体是角色。"

> 角色理论是一种理解个体在社会中行为和性格发展的理论框架。该理论认为，个体通过观察和模仿周围环境中的各种角色，逐渐内化并扮演这些角色，从而在社会中找到自己的位置。角色理论的核心观点是，人的存在本质上是角色的扮演者，个体通过角色的扮演来适应社会环境。
>
> 角色理论强调，性格可以被理解为一系列相互关联且充满活力的角色的融合。这些角色构成了个体的性格体系，每个角色都体现了个体的某些固有特性。在角色理论中，不存在纯粹虚假的角色或自我。角色并不是在核心自我（core self）上堆积的假层，而是构成整体性格的基本要素。角色的扮演是个体将内在的角色形象与外部世界的要求相结合的过程，这个过程是自然的，而非虚假的。（大卫·里德·约翰逊等，2013）

角色理论通过将角色类型系统化为"我是谁""我想成为谁""谁帮助我"和"谁妨碍我"四个领域，提供了一种二维的角色选择方法。这种方法使个体能够在这些领域中选择自己认为合适的角色，从而更好地理解自我与社会角色之间的关系。在角色理论中，角色具有诊断

① 在戏剧治疗中，将所有诊断评价工具转换为以情感为中心的观点，意味着始终将情感作为评估和分析的核心。这种转换有助于更深入地理解和关注参与者的情感状态，为治疗过程提供更具针对性和个性化的指导。在对便于文书化和统计化的情感诊断评价工具的概略分析中，可以看出这些工具在戏剧治疗中的应用具有重要的意义和价值。

的理想特性，其与情感的关系类似于硬币的正反面，二者相互依存且不可分割。角色理论强调角色的多维性和动态性，但有时可能过于关注角色的单一面向，而忽视了角色内部的复杂性和多样性。相比之下，情感虽然在分类上相对较少，却包含了个体所具有的多种变化的可能性。情感不仅与心理状态有关，还伴随着身体对刺激的反应。因此，对自身身体的认识可以进一步扩展，从而提高治疗和恢复的适应能力。这种认识有助于更明确地理解刺激主体对个体产生的影响，为心理治疗和个体发展提供更全面的视角。

兰迪的角色分类法将角色类型划分为“我是谁”“我想成为谁”“谁帮助我”和“谁妨碍我”四个领域。通过将这些角色类型具象化为雕像，可以揭示与参与者相关的丰富信息，其中情感是一个关键因素。首先，在“我”与“想成为的我”之间的关系中，可以清晰地看到个体对自身现实的认识程度。如果个体选择了一个无法实现的“想成为的我”角色，但内心真正渴望这一点，则可以认为其存在较大的幻想成分。相反，如果这种选择是为了故意隐藏自己的真实想法，则可能表现出较多的消极倾向。其次，如果个体选择了一个在现实中完全可能实现的“想成为的我”角色，那么他们设定的“帮助者”和“妨碍者”角色及其在生活中的位置，可以揭示出他们当前所感受到的主要情感。例如，如果“帮助者”角色被设定为一个亲近且支持性的人物，这可能表明个体在情感上寻求安全感和认同感。而“妨碍者”角色的设定则可能反映出个体在面对挑战时的焦虑或恐惧。通过这种角色设定和情感分析，可以更深入地理解个体的内心世界及其与外部环境的互动关系。这种方法不仅揭示了个体的情感需求和心理状态，还为理解其行为动机和应对策略提供了重要依据。

角色雕像诊断是一种通过将角色具体化为雕像来分析个体情感和心理状态的方法。该方法最初用于“寻找我感情的彩虹”项目①中，

① “寻找我感情的彩虹”是韩国文化艺术教育振兴院在2009年11月至2010年1月期间开展的一项艺术治愈项目，属于戏剧治疗工作的一部分。该项目旨在通过艺术和戏剧的形式，帮助参与者探索和表达自己的情感，从而达到心理治愈的目的。

尽管在该项目中流露出的情感构图可能因人而异，难以完全客观化，但它仍然具有重要的诊断价值。角色雕像诊断属于质量评价范畴，因此治疗师的主观判断在其中扮演着重要作用。治疗师需要根据个体选择的角色雕像及其表现的情感特征，进行深入的分析和解读。然而，如果未来能够积累大量的诊断资料，并建立起一套量化评价的标准，角色雕像诊断将有望发展成为一种更为客观的诊断工具。

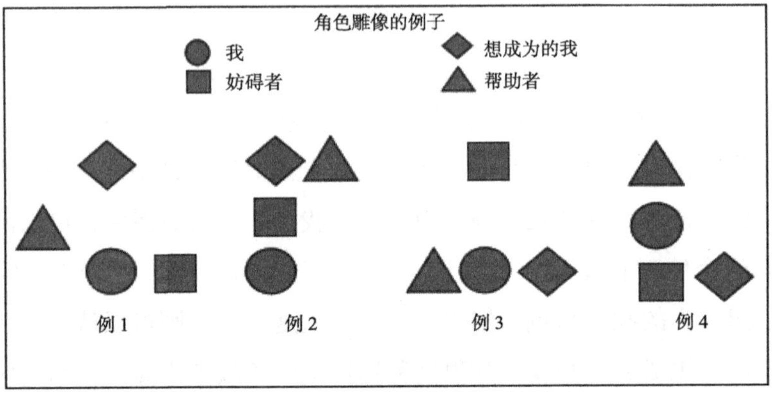

图 10　角色雕像模型案例

在角色雕像诊断中，通过具体化的雕像模型，可以揭示出来访者在不同角色关系中的情感状态和心理特征。以下是对图中四个案例的分析：

例1：“想成为的我”位于“我”的正面，而“帮助者”处于中间位置。这表明来访者对自己的目标和方向有着清晰的认识，知道应该怎么做才能实现理想中的自我。但由于“妨碍者”与“我”紧密相连，使得来访者感受到较大的无力感，认为自己难以摆脱阻碍，获得想要的东西。

例2：“妨碍者”直接阻挡了“想成为的我”，而“帮助者”却远在千里之外。这种布局反映出来访者内心充满了不安感，对于实现目标感到迷茫和焦虑。同时，由于“帮助者”距离遥远，来访者对帮助者的依赖和期待也转变为怨恨和失望，认为在自己最需要支持的时候，帮助者却无法给予及时的帮助。

例3:“想成为的我”和“帮助者”紧贴在主人公身旁，限制了其行动，使其动弹不得。再加上“妨碍者”位于正面，这种组合让来访者的自尊心受到严重打击，感到极度的不安和恐惧。他们可能认为自己不仅无法实现理想，还被身边的人和事所束缚，难以摆脱困境。

例4:“我”的前面是“帮助者”，后面则是“妨碍者”和“想成为的我”。这种布局表明来访者对自身处境缺乏准确的把握，只是一味地抱有不切实际的希望。他们可能没有意识到“妨碍者”就在身后，随时可能对其造成影响，而过于依赖前方的“帮助者”，却忽视了自身的努力和成长。

在角色雕像诊断过程中，尤其能揭示问题的是“我”与“妨碍者”之间的构图关系，这反映了来访者所感受到的矛盾结构，并可据此推断其情感状态。例如，当“我”与“妨碍者”紧密相连时，可能表明来访者感到被束缚，难以摆脱内心的阻碍。然而，目前这种诊断方法主要依赖于治疗师的主观观察，缺乏对来访者准确信息的支撑，因此其客观性和可行性存在一定的局限性。但随着未来大量案例的积累和统计－数值化工作的推进，角色雕像诊断有望发展成为一种更为可靠的诊断评价工具。

在戏剧治疗中，运用角色雕像的诊断工具能够取得良好效果，原因在于其通过静态动作的表达方式，降低了参与者的参与难度。许多戏剧治疗来访者在初次见面时可能会感到紧张或不适应，而像雕像这样的静态动作更容易被他们接受。在治疗工作初期，这种小动作不仅能引发诊断，还能激发来访者的好奇心和快乐，从而促使他们自发地投入治疗过程中来。通过将角色检查表制成雕像的形式，可以直观地观察到人的身体本身所表现出的丰富信息。例如，通过主人公的面部表情、手部动作和姿势等，治疗师可以洞察其内心的想法和情感状态。这种直观的观察方式为戏剧治疗提供了有力的支持，有助于更好地理解和帮助来访者。

（三）贝利的交叉连续体模型

莎莉·贝利的戏剧治疗理论以“戏剧形态和提示”为核心，强调以演出为中心的过程。她将戏剧治疗中的工作方式整理为两个交叉的连续体，以更全面地捕捉戏剧治疗领域的多样化方法。第一个连续体是“过程与发表”的连续体。在这个连续体中，一端是面向过程的技法，这些技法注重来访者在戏剧活动中的即时体验和互动，强调来访者的个人感受和内在体验。另一端则是与发表相关的技法，这些技法更关注于创作和呈现一个完整的戏剧作品，强调表演的技巧和最终的舞台效果。第二个连续体是“虚构与非虚构”的连续体。在这个连续体中，一端是虚构的角色和情境，允许来访者在一个安全的环境中探索和表达那些在现实生活中难以触及的情感和体验。通过扮演不同的角色和情境，来访者可以获得新的视角和理解。另一端是非虚构的个人经历和现实情境，更贴近来访者的现实生活，通过重现和探讨个人的真实经历来促进自我认知和情感释放。这种交叉连续体模型以戏剧活动本身为基础，能够灵活地适应不同来访者的需求和治疗目标，从而更有效地促进来访者的心理疗愈和个人成长（大卫·里德·约翰逊等，2013）。

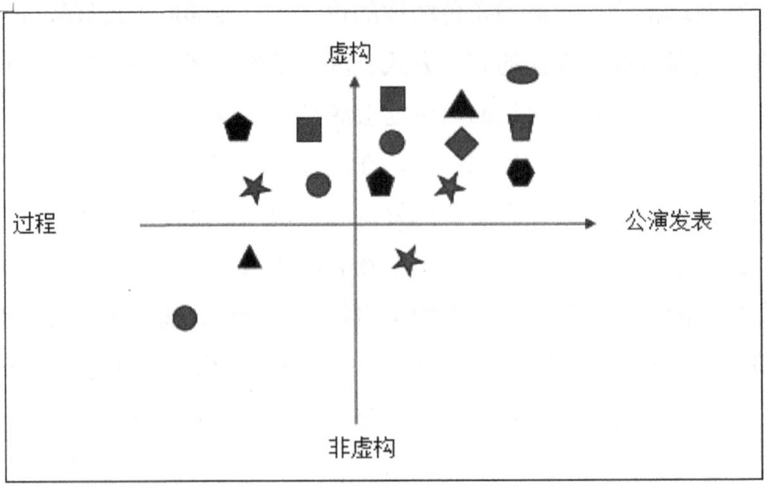

图 11　过程与公演发表的连续体 I

注释：利用莎莉·贝利的交叉连续体模型提供了一种感情分类框架I（每个符号意味着多种情感），用于分析参与者在戏剧活动中所体验到的多种情感。该模型通过两个连续体——“过程与发表”和“虚构与非虚构”——来捕捉戏剧治疗中的多样化方法。在情感分类中，每个符号代表多种情感，参与者通过戏剧活动体验这些情感，并将其归类到交叉连续体的四个领域之一。根据该图表，参与者可以在发表演出时最活跃地感受和表达情感。这种分类方法不仅帮助参与者识别和表达情感，还通过虚拟和现实的结合，提供了一个安全的环境来探索复杂的情感动态。通过这种分类和表达，参与者能够更深入地理解自己的情感反应，并在治疗师的指导下，将这些情感体验转化为促进个人成长和治疗的行动。

莎莉·贝利将戏剧治疗工作分为四个领域，以便更系统地理解和应用戏剧治疗的方法。这四个领域分别是：既面向过程又虚构（I）：在这个领域中，戏剧治疗侧重于来访者的即时体验和内在感受，同时使用虚构的角色和情境。来访者通过扮演虚构的角色，探索和表达那些在现实生活中难以触及的情感和体验。这种虚构的框架为来访者提供了一个安全的环境，使其能够自由地探索复杂的情感和关系。面向过程又非虚构（II）：此领域同样强调过程，但使用的是非虚构的个人经历和现实情境。来访者通过重现和探讨自己的真实经历，促进自我认知和情感释放。这种非虚构的框架使来访者能够直接面对和处理与自身经历相关的情感和问题。演出形态又虚构（III）：在这个领域，治疗的目标是创作和呈现一个完整的戏剧作品，使用虚构的角色和情境。来访者在表演中学习表演技巧，同时通过角色扮演获得新的视角和理解。通过虚构的表演，来访者能够以一种更具创造性和表现力的方式表达情感和体验。演出形态又非虚构（IV）：此领域结合了演出形态和非虚构的个人经历。来访者在表演中重现自己的真实故事，通过舞台呈现来加深对自身经历的理解和情感表达。这种结合了表演和真实经历的框架，使来访者能够以一种更具影响力的方式与他人分享自己的故事。

将这四个领域图表化，可以帮助治疗师更清晰地识别来访者在戏剧活动中表现出的情感属于哪个领域，或者一个情感在四个领域中以何种形式出现以及出现的频率等。

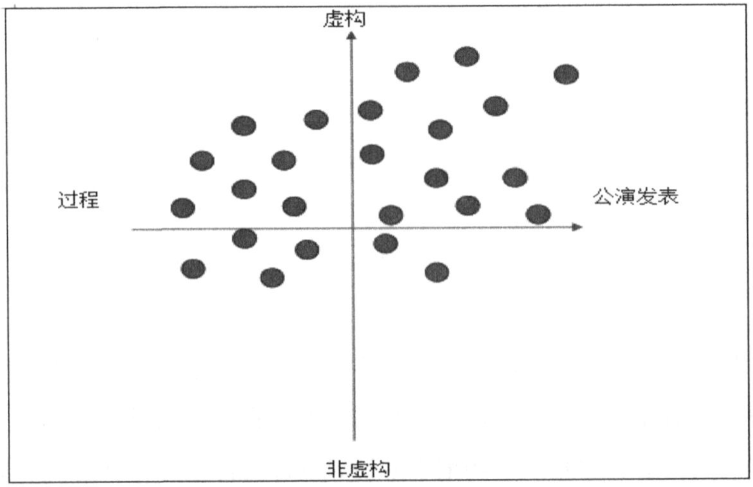

图 12　过程与公演发表的连续体 II

注释：利用莎莉·贝利的交叉连续体模型进行情感分类II时，可以以一种情感为中心，通过戏剧活动中的不同情境来分析该情感的表达和出现频率。例如，以“悲伤”这一情感为例，通过观察参与者在不同戏剧作业中的表现，可以揭示其在何种情境下最强烈地表现出悲伤。如果悲伤在发表演出时表现得最为突出，这可能表明参与者在日常生活中有压抑情感的倾向。

（四）感情雕像

在莎莉·贝利的戏剧治疗理论中，雕像作为一种评估工具，具有简单而全面的表现力。雕像易于接近，能够使来访者在不知不觉中投射内心世界。此外，雕像还具有扩大对身体认识的功能。当来访者在身体表达某种情感时感到不适，可以通过反复修改动作，塑造出与身体最一致的形象。

在这一过程中，来访者通过身体表达和连接其含义内容的能力将得到提高，同时对身体的认识也会得到改善。当来访者的内在心理和外在表现一致时，雕像可以明确地进行诊断。如果集体进行雕像制作，来访者将对同一概念共同创作雕像，形成多种不同的表现形式。通过这些雕像，可以一目了然地掌握自己和他人的相似点和不同点。因此，在戏剧治疗中，雕像被认为是一种正确有效的评估工具，几乎在每次的作业中都会实施。

在戏剧治疗中，利用雕像来表达和检查情感是一种有效的方法。通过雕像，既可以单独检查单一的情感，也可以同时探索多种情感的交织与表现。例如，当将悲伤这一情感转化为雕像时，集体中的不同成员可以创造出各自独特的雕像形象来体现这一情感。随后，来访者们会轮流模仿这些雕像的姿态和表情，从而更深入地理解和体会雕像所传达的内在心理状态。在处理各种不同的情感时，也可以采用类似的方法来制作雕像，并通过模仿每一种情感雕像来进行检查和探索。这种方法不仅限于情感表达的开始阶段，还可以贯穿于情感处理的整个过程，包括情感的起始、发展和结束阶段。通过雕像，来访者可以逐渐将情感的表达扩展到语言、声音、图片等多种形式，从而更准确地捕捉和理解情感的形状、意义以及情感所涉及的对象。

此外，雕像作为一种艺术治疗的形式，具有高度的可接近性和互动性，能够帮助来访者在安全的环境中自由地表达情感。这种表达方式不仅有助于情感的宣泄和识别，还能够促进自我发现和情感调节。

（五）感情的分类

为了定义以情感为核心的戏剧治疗模型，需要对现有的标准诊断评估工具进行改造，形成一种以情感为中心的情感诊断评估工具，并观察和了解其治疗过程是如何进行的。为了全面掌握整个治疗过程的趋势以及构成这些趋势的细节因素，首先需要对情感类型进行分类。幸运的是，许多研究者已经对情感类型进行了分类，心理学领域也持续在进行相关研究，这些研究对戏剧治疗的应用具有重要的帮助。

在戏剧治疗中，相较于情感的详细分类，通过身体来认识和表达情感显得更为重要。因此，情感的分类可以简化为我们文化中普遍认可的七种基本情感，如快乐、信任、恐惧、惊讶、悲伤、厌恶和愤怒。在治疗领域，文化背景是一个不可忽视的重要因素，尤其是在强调身体认识的方面。从东方传统来看，“我”就是“身体”，即肉体和精神是不可分割的整体，因此不存在建立在身体分离基础上的理性。孟子曾提出心的本质是气，这已经是以身心一体性为基础（李承焕，1996）的观点。由此可见，东方思维在重视内心心理与身体关系的戏剧治疗中，具有独特的优势和适用性。

在东方思维中，对情感的理解与西方存在显著差异，孟子的“四端”和“七情”是其核心概念。孟子的“四端”和“七情”不仅在哲学上具有重要意义，也为理解东方文化中的情感表达和心理治疗提供了独特的视角。孟子的“四端”是其人性论的核心，指的是恻隐之心、羞恶之心、辞让之心、是非之心。这四种情感是仁义礼智的萌芽，也是性善论的基础：

恻隐之心：即同情心，是仁的萌芽。孟子用“乍见孺子将入于井”的例子来说明，人们在见到他人遭遇不幸时会自然产生同情心。

羞恶之心：即羞耻心，是义的萌芽。它促使人们避免做不道德的事情。

辞让之心：即谦让心，是礼的萌芽。它体现了人们在社会交往中的礼貌和尊重。

是非之心：即辨别是非的心，是智的萌芽。它使人们能够明辨是非，做出正确的判断。

孟子的“七情”是基于“四端”的进一步发展，涵盖了人类的基本情感，即喜、怒、哀、乐（或惧）、爱、恶、欲：

喜：快乐，是人们对积极事物的自然反应。

怒：愤怒，是对不公正或不道德行为的反应。

哀：悲伤，是对失去或不幸事件的情感体验。

乐：愉悦，与“喜”相似，但更强调内心的满足和愉悦感。

爱：对他人或事物的深厚情感。

恶：憎恶，是对不喜欢或反感事物的情感。

欲：欲望，是对某种事物或状态的强烈渴望。

从东方传统来看，“我”就是“身体”，即肉体和精神是不可分割的整体，因此不存在建立在身体分离基础上的理性。孟子提出心的本质是气，这已经是以身心一体性为基础的观点。这种身心一体的观念在戏剧治疗中具有独特的优势和适用性，尤其是在强调身体认识和情感表达的治疗实践中。

情感在认识过程中扮演着重要的工具角色，它不仅是我们感知和理解世界的一种方式，也是我们认识和实现自身人性的一种途径。通过情感，我们能够更真切地体验和理解自己与他人，以及与周围世界的关系。然而，在情感的范畴内，还存在着一种特殊的“纯粹的感情”。这种感情不会受到经验内容的影响，而是从意识的根源出发，自发地产生审美内容。它是一种先验性的情感，不依赖于具体的经验和外界的刺激，而是源于我们内心深处的本能和直觉。与纯粹感情相对的是非纯粹感情。非纯粹感情与个人的经验紧密相关，是由外界的影响力所引发的。它受到个体经历、文化背景、社会环境等多种因素的影响，呈现出多样性和复杂性。在现实生活中，我们往往首先接触到的是非纯粹感情，因为我们的生活充满了各种各样的经历和外界刺激，这些都会影响我们的情感反应。然而，正是在这些非纯粹感情中，我们有机会遇见和体验到纯粹感情。通过这种体验，我们可以逐渐接近和实现人性中的“四端”，从而达到对根本人性的领悟和提升。这种从非纯粹感情到纯粹感情的转变过程，不仅有助于我们更好地理解自己和他人，也有助于我们在道德和精神层面上的成长和发展。

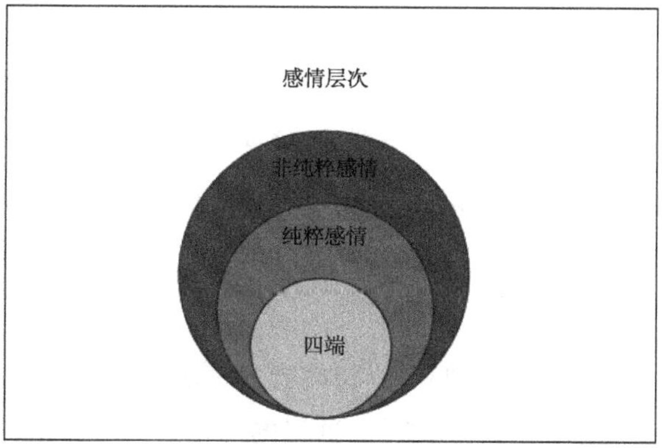

图 13　感情层次

在情感研究中，区分情感为纯粹和非纯粹是重要的。与纯粹情感相似的概念是“第一基本情绪”，根据埃克曼的研究，这些基本情绪具有以下特性：它们是生理上与生俱来的，与年龄和文化圈无关，在相同的情况下发生在所有人身上，可以通过面部表情来辨别，并且诱发可辨别的生理反应。埃克曼指出，恐惧、愤怒、悲伤、幸福、厌恶和惊讶这六种情绪是基本情绪。这些基本情绪是人类共有的，不受文化背景的影响，是人类情感体验的基础。基本情绪的混合形成了所谓的二次情绪。二次情绪是由基本情绪相互作用和组合而成的，它们通常更加复杂和多样，受到个体经历、文化背景和社会环境等多种因素的影响。例如，自鸣得意的情绪可以看作快乐与厌恶两种基本情绪的混合体。通过理解基本情绪和二次情绪的关系，我们可以更深入地探讨人类情感的复杂性和多样性。

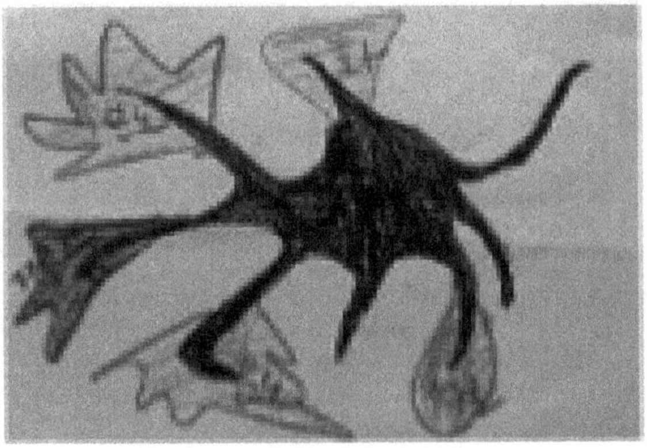

图 14　恐惧情绪的谱系示例

注释：绘画是一种很好的投射技法。从这里可以看出，在感情本身的形态上，绘画者的想法也如实地体现出来。像这样，为了正确了解一个形象，在进入戏剧活动之前或过程中，反复通过图画、声音、语言等多种媒体，逐渐压缩成相同的形象和意义。经过这个过程，角色扮演和行动表现得更加真实。

从上述观点出发，我们可以将“复合情感”与“单一情感”简化地对应为“非纯粹”与“纯粹”。这里的“复合性”指的是二次情绪，即多种不同形态的情感相互交织。例如，在悲伤这一情感中，可能还混杂着愤怒、挫折、忧郁、不安、丧失等其他情感，或者有时人们会将其他情感误认为是悲伤。若将这些多样化的非纯粹情感通过悲伤这一纯粹情感的光谱来呈现，要准确地界定这种情感的范围并非易事。例如，在某些情境下，悲伤这种情感可能会让人感觉像是其他纯粹情感的光谱。

因此，有必要通过各种不同的经验持续进行修正，逐步明确对一种情感光谱的理解。为了更好地理解纯粹情感与非纯粹情感之间的关系，我们可以参考通过类似过程进行的角色体验。具体而言，我们可以直接区分“角色”（role）与“人物”（character）的概念。

在“6-钥匙模型”中，角色（role）被视为“原型层”或“形成戏剧性现实的功能”。例如，国王、母亲、法官、天使、总统等都是受人尊敬的角色。同样，演员、观众、剧本作家、导演等也是角色，这些角色的存在是为了满足特定的功能。相反，人物（character）是指特定个体所扮演的角色。例如，“奥巴马总统”这个名字很好地体现了这种区分，其中“奥巴马”是人物，而“总统”是角色。一般来说，人物结构更加动态和灵活，因为人物可以扮演多种角色，这与人的性格更为相似，具有人性化（humanesque）的特色。角色则更具结构性，因此可以像兰迪所做的那样进行分类。对人物则不能进行这样的分类。（大卫·里德·约翰逊等，2013）

在探讨人物与角色的关系时，我们可以清晰地看到两者之间的差异与联系。人物与性格相似，具有独特的人性化特征，但缺乏结构性，因此无法像角色那样被制作成目录或进行系统分类。每个人物都是独一无二的，例如，奥巴马这个人物，他的个性、经历和特质是无法被复制或替代的。相对而言，角色具有功能属性，代表着某种普遍性和原型。角色是结构性的，可以被分类和列举，比如总统、法官、母亲等，这些角色在不同的文化和社会背景中都存在，任何人都有可能担任这些角色。角色的普遍性使得它们能够跨越个体差异，成为人们理解和互动的共同基础。

然而，人物与角色之间并非完全割裂，它们之间的一致性同样重要。理想状态下，人物应该能够完美地融入角色，展现出角色应有的特质和功能。以戏剧为例，演员的最佳表演时刻，正是“我”与“角色”高度一致的瞬间。演员需要将自身的情感、经历与角色的特点相结合，使角色呈现出鲜活而真实的生命力。这种一致性要求演员在表演过程中既要有对角色的深刻理解，又要能够调动和融入自己的个性，从而创造出令人信服的艺术形象。这种人物与角色之间的张力，也体现了演员的悖论。一方面，演员需要保持自己的个性和独特性，以便赋予角色以真实感和深度；另一方面，演员又必须将自我融入角色，使角色的普遍性和功能性得到充分展现。正是这种在个性与共性、自我与角色之间的不断平衡与探索，使得戏剧表演充满了挑战和魅力。

人物与角色的关系与非纯粹感情和纯粹感情的关系呈现出相似性。纯粹感情类似于角色，属于原型层，具有普遍性，代表着人类共有的情感体验。这种情感是任何人都能产生共鸣的，从某种意义上说，也可以说是那种情感的极致表现。例如，基本情绪如恐惧、愤怒、悲伤、幸福、厌恶和惊讶，都是纯粹感情的体现，它们在不同文化和社会背景下都能被普遍识别和理解。相对地，非纯粹感情则具有个体特性，是各种情境因素交织而成的复杂情感体验，只有“我”才能完全感受到这种固有的情感。以悲伤为例，当两个人经历同样的事件后，虽然都会感到悲伤，但两人的悲伤在细节上会有所不同。这是因为每个人的个性、经历和环境因素都对情感体验产生了独特的影响。因此，我们将这种具有个体差异的情感称为非纯粹感情。为了真正理解自己复杂的感情，以及这些感情背后的纯粹情感本质，我们需要像演员理解角色一样，准确把握情感的两层意义：一方面，情感具有普遍性，它们在不同人身上有共通的象征意义；另一方面，每个人的情感都有其独特性，因为它们是个人经历和内心世界的反映。在戏剧治疗中，通过情感模型的应用，帮助参与者认识和表达自己的情感，了解情感的复杂性和多样性，从而达到治疗的目的。这一过程就是感情模型的戏剧治疗，旨在促进个体对自身情感的深入理解和表达。

通过汇总多个单一情感的谱系，可以构建出一份类似于下图所示的情感分类表。在该分类表中，将对立的情感置于对角线的相对位置，类似于颜色分类表的布局，这将极大地有助于情感的运用和理解。这种布局方式能够使不同情感之间的关系更加直观，便于识别和比较，从而为情感分析和表达提供更清晰的指导。

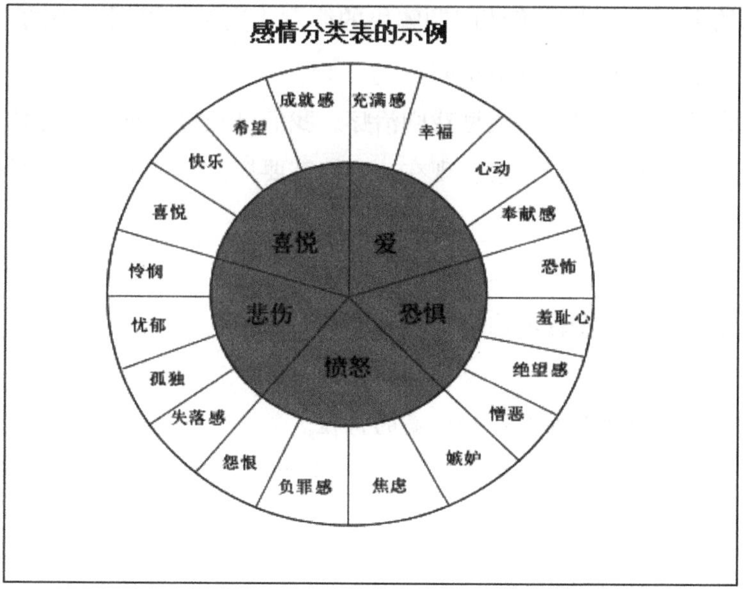

图 15　情感分类

格林伯格（Greenberg）将情绪类型从基本情绪和次要情绪进一步划分为第一情绪、第二情绪和工具情绪，并对各自分为适应性情绪、不适应情绪和其他情绪。此外，他还提到了在下位领域分化的情绪、感觉、痛苦、坏感情、反功能感情和复合感情等（莱斯利·S·格林伯格和桑德拉·C·派维奥，2008）。这些分类及其说明使人们对情感的理解更加清晰，并为心理治疗提供了重要的帮助。然而，为了适应戏剧治疗的框架，有必要对这些情感分类进行重新构建。在戏剧治疗中，正确认识一种情感并不容易，因此情感分类表将从戏剧治疗的初期阶段诊断过程开始，经过几次检查，在工作结束的阶段最终制定出来。

感情模型戏剧治疗是一种以情感为中心的治疗方式，来访者和治疗师从共享将情感分为多种形态的两个事实开始。治疗过程涉及掌握以何种情感为出发点，并进行各种情感逐一探索的过程。在这个过程中，情感体验的顺序和具体的工作方式非常重要。通常，整个过程的轮廓是从悲伤开始，以悲伤结束的趋势，因为悲伤这种情感既是认识问题的出发点，也是确认问题解决的终点。当然，根据对象的不同，经历情感的顺序也会有所不同。

为了深入了解感情模型戏剧治疗，我们已经对情感诊断评估工具和情感的分类进行了观察。现在，我们需要探讨实际工作中的具体操作步骤。

二、感情模型戏剧治疗的运作方式

努力去理解别人是一种崇高的价值。

——卡尔·罗杰斯（Carl Rogers）[①]

（一）感情并存

在感情模型戏剧治疗中，治疗的进行方式分为整体和个别两个层面。整体层面强调整个治疗过程应贯穿一种趋势，而个别层面则注重

① 卡尔·罗杰斯（Carl Rogers）是美国心理学家，人本主义心理学的主要代表人物之一，以来访者为中心咨询（非指示性咨询）的创始人。他强调治疗性变化所必需的治疗者态度，认为来访者具有成长欲望或自我实现欲望，通过适当的治疗性情况可以缓解自己的症状，解决不适应的问题，成为所谓的“充分发挥功能的人”。因此，他强调为了治疗性变化，治疗者的态度非常重要，需要无条件地给予患者的肯定性关注和一致的共鸣性理解。

从具体方面体验各自的情感，使来访者与自己的真实情感相遇。

在整体趋势中，治疗过程通常采用两种方式的结合：一种是按顺序体验对立情感，另一种是逐渐深入地体验类似情感。这种结合方式有助于参与者更全面地探索和理解自己的情感。通常，治疗的起点是悲伤，因为这种情感既是认识问题的出发点，也是确认问题解决的终点。然而，根据个体差异，其他情感如愤怒或喜悦也可能作为有效的起点，尤其是对于青少年，愤怒可能比悲伤更有助于建立治疗关系。

在感情模型戏剧治疗过程中，如果以悲伤作为出发点，接下来通常是愤怒体验。随后，来访者会经历与之对立的情感，如从愤怒转向悲伤或安慰（幸福），并进一步扩展到类似情感的探索。例如，治疗过程可能遵循愤怒 — 悲伤 — 安慰（幸福）— 怨恨 — 愤怒 — 自我厌恶 — 爱的顺序。这种顺序与兰迪所述的角色并存现象相似，表明情感的多样性和复杂性。感情模型戏剧治疗的实施需要从治疗初期的诊断阶段开始，通过多次检查和评估，最终在治疗结束时形成一份完整的情感分类表。这一过程不仅有助于来访者更好地理解自己的情感，还为治疗师提供了清晰的指导，以便设计更具针对性的治疗方案。

在角色体系中，当每个角色与同伴角色实现平衡时，可以视为理想的平衡状态。即，个体在与不道德的感情斗争中变得诚实，在无力感和烦恼抗争中成为生存者。这种心理斗争被称为“角色并存”，即个体在不同角色之间同时体验到矛盾的情感。只有熟悉与角色并存状态一起生活的方法，才能达到理想的平衡（罗伯特·兰迪，2002）。

感情的平衡状态是在经历对立情感的过程中逐渐形成的。通过这种对立，我们内心的相反情感得以共存，从而实现情感的和谐与统一。为了更好地掌握这种对立的情感，我们需要在“情感分类表”中更精密地区分单一情感的范围。这种分类方法能够帮助我们清晰地识别和理解不同情感之间的对立关系，进而更有效地管理和整合这些情感，促进内心的和谐与平衡。

（二）感情的趋势：与自己的相遇

从戏剧治疗的整个过程中，来访者所经历的情感的顺序如下图所示。

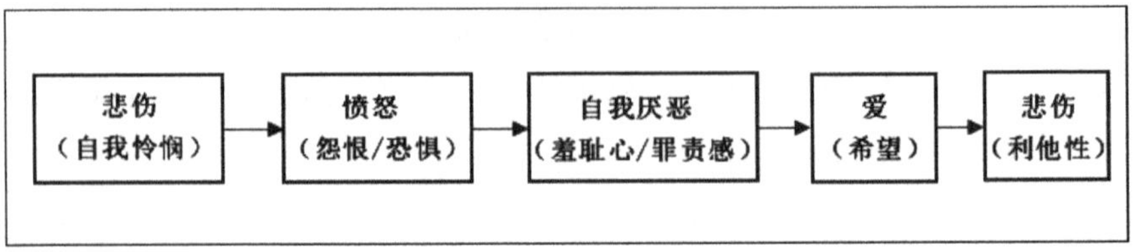

图 16　戏剧治疗中的情感体验顺序图

在戏剧治疗的整个过程中，参与者所经历的情感顺序虽有一定的指导性，但并非所有治疗都必须严格遵循相同的顺序，也并非所有情感都必须经历。情感体验的顺序会根据不同的对象和治疗目标而有所变化。对于短期治疗，一两个关键的情感体验可能已足够。为了确保戏剧治疗中情感体验的顺利进行，需考虑以下几点：

第一，悲伤和愤怒需一起经历。这两种情感通常相互关联，共同体验有助于更全面地理解和处理内心的冲突。

第二，积极情感的重要性不容忽视。即使只能经历一种情感，也应确保包括爱或幸福等积极的情感体验，以促进情感的平衡和积极的心理状态。

第三，对于长期治疗，直接体验情感的完整趋势更为有效，这有助于深入探索和整合多种情感。

第四，治疗过程最好从关注个人的悲伤开始，逐渐过渡到对他人的同情和利他性的悲伤，以实现情感的升华。

第五，如果只能经历一种情感，悲伤通常是首选，因为它可以作为认识和解决问题的出发点。

第六，真正的变化往往在体验自我厌恶的情感时实现，这有助于参与者面对和克服内心的负面自我认知。

第七，为了真正了解一种情感，需反复多次体验，或者通过类似情感的扩展来加深理解，从而实现情感的整合和心理的成长。

经历情感趋势的原因在于，这是与自己相遇的阶段。为此，有必要借鉴心理学的观点。心理学之所以在解释戏剧治疗的过程和证明其效果方面有用，是因为它具体地处理了人类心灵的结构和运作方式，并使其概念化。例如，弗洛伊德的自我、本我、超我和冲动理论，以及荣格的八种人性结构和个性化理论，都提供了科学接触人类基本结构的方法，帮助我们查明问题心理和行动的成因，并讨论解决过程。心理学与戏剧密切相关，因为戏剧反映了人类的生活。正如西碧尔·索恩迪克（Sybil Thorndike，1882 — 1976）[①] 所说，“戏剧是心理学本身”（菲尔·琼斯，2005），因此戏剧中发生的所有现象都可以用心理学的观点来解释。在此背景下，海因茨·科赫特（Heinz Kohut，1913 — 1981）[②] 的自我心理学观点为我们提供了一个有力的解释框架。

海因茨·科胡特（Heinz Kohut）虽然从追随弗洛伊德的理论出发，但在对象关系理论上进一步发展，开拓了自我心理学这一新领域。科胡特的自我心理学和传统精神分析理论有所不同，他更关注个体的自体结构及自体客体关系，强调人是社会存在。从遗传和环境两个心理学因素来看，对象关系理论更注重环境因素。这意味着对象关系理论认为，人类并非仅仅是生物学欲望的集合，而是将人际关系置

① 英国女演员，以其多才多艺和广泛的表演技能而闻名。1908年，她在“安妮·霍尼曼剧团”开始了自己的演艺生涯，随后在1914年加入了伦敦的“老维克剧团”，并在那里帮助确立了该剧院作为莎士比亚戏剧的重要场所的地位。她在《李尔王》中饰演小丑等角色，展现了其在悲剧、喜剧、古典剧和现代剧中的多样才能，包括一些男性角色。1969年，她在伦敦郊区开设了“索恩迪克剧院”。

② 海因茨·科胡特（Heinz Kohut，1913 — 1981）是一位奥地利出身的美国精神分析学家和心理学家。虽然他在弗洛伊德学派接受了精神分析训练，但他反对俄狄浦斯理论，提出了自恋和自我理论，并创立了“自我心理学”。科胡特以患者的见解为基础，努力理解他们的经验，并将共鸣视为治疗的核心因素。他强调治疗师和患者之间转移过程的重要性，并开发了“镜子转移”“理想化转移”“自我变形转移”和“双转移”等理论。科胡特的主要著作包括《自体的分析》《自体的重建》和《精神分析如何治疗》。

于核心位置，这基于人类本质上是社会存在的观点。戏剧治疗与之相似，它借助角色扮演和互动，让个体意识到自身作为社会一员的重要性。认识到自己是社会存在的事实，首先意味着承认自己与他人–对象之间的关系是珍贵和必要的，并承认自己作为社会中的一员想要很好地承担职责的欲望。因为戏剧不是模仿世界，而是积极参与世界的方式。因此，戏剧治疗可以让来访者认识到自己的社会存在，并引导来访者更加积极健康地成为社会中的一员。

在此基础上，科胡特进一步强调了“共鸣”的重要性，即“治疗师需将自己投入他人的内心世界，以思考和感受对方的情感”（洪怡华，2011）。科胡特提倡治疗师采取这种姿态，主要基于以下两个原因：首先，科胡特将研究重点置于“自爱”上；其次，在治疗过程中，他希望充分利用来访者对治疗师产生的特定移情现象。正如弗洛伊德所指出的，来访者会向治疗师投射过去对某些人物的情感。为了在治疗中有效利用这些情感，治疗师需要与来访者产生共鸣。这里的中心概念是“自我–对象”。为了更清晰地理解这一概念，我们需先了解科胡特对“自我（self）”的定义。

自我概念（self–concept）是个体对自己持有的信念、感知和情感，涵盖了包括外貌、学术追求、人际关系等多个方面的自我认知。在精神分析的情境中，自我概念被理解为相对较低水平的精神机构或接近直接经验的精神内容。它并非一个独立的精神机构，而是一种心理结构，集中了本能的能量，并具有时间上的持续性，即持久性。（海因茨·科胡特，1999）

海因茨·科胡特（Heinz Kohut）的“自我”（self）概念指的是个体经历并感知的自己。他强调，这一概念与其他心理学概念处于不同层次。具体而言，弗洛伊德的“自我”（ego）、“超我”（superego）和“本我”（id）是精神分析学中具体且处于较高层次的心理结构。此外，性格和认同感则是用于观察社会行为的概念。相比之下，科胡特的“自我”更接近直接经验，是更为重要的属性，它与外部对象的交流有着密切的关系。科胡特以类似但又不同的方式接近弗洛伊德的自恋（narcissism）概念。弗洛伊德将自恋分为两种：幼儿出生后首次经历的“幻想全能感”被称为“首要自恋”（primary narcissism），而更成熟后对对象的爱则被称为“次要自恋”（secondary narcissism）。弗洛伊德认为，停留在首要自恋阶段是一种病理现象。然而，科胡特对此持不同观点。他认为，自恋是人类本质上持续发展的健康现象，是自我成长的重要组成部分。健康的人懂得爱自己，这种自爱是心理健康的重要标志。

在以自爱为中心的科胡特的自我心理学理论中，“自我-对象”（self-object）的概念与传统对象关系理论有所不同。科胡特认为，“自我”（self）中已经内含了自我-对象。正如弗洛伊德所指出的，这是幼儿最初在与母亲以外的关系中形成的，这种关系“就像自己的一部分一样，是自己需要的部分，通过提供经验来维持自己的组织。…… 自我-对象是指发挥这种支持功能的心理结构”（洪伊华，2011）。科胡特强调，为了健康地爱自己，个体在每个瞬间都需要好的自我-对象。他特别强调治疗师的共鸣、理解和解释能力，因为治疗师应成为来访者自我-对象的替代者，以促进来访者的健康。这种观点与传统精神分析理论不同，后者更关注于早期关系的内化，而科胡特则关注于个体在整个生命过程中对自我-对象经验的持续需求。科胡特的自我心理学理论认为，自我-对象经验是心理健康的必要条件，类似于氧气对身体生存的重要性。这些经验并非是需要克服的不成熟依赖，而是心理成长和维持自我的重要组成部分。因此，治疗师的角色不仅是解释和分析，更是通过共鸣和理解提供必要的心理支持，帮助来访者恢复和发展健康的自我结构。

在科胡特的自我心理学理论中，治疗师为治疗自恋人格障碍患者而需要使用的三种转移分别是镜像转移、理想化转移和双转移，这分别与镜像自我-对象、理想化自我-对象和双重自我-对象有关。简单地说，镜像自我-对象是指从幼儿的幻想全能感中形成的夸大自我，即从充分爱护幼儿的母亲的视线中看到的自我。理想化自我–对象是指幼儿视为英雄的理想化父母的原貌。因此，科胡特把夸大自己说成是自爱的“主体”，理想化父母的原貌是自爱的“对象”。对于镜像自我，儿童说：“我很完美，然后你对我的样子赞叹不已。”相反，理想化自我却说：“你很完美。而且我是你的一部分。”（杰弗里·格林伯格和弗雷德里克·米切尔，1999）

科胡特以自我心理学的核心理论为基础，提出了治疗自恋人格障碍（Narcissistic Personality Disorder，NPD）的方法。他指出，自恋人格障碍的发生通常与个体的两个核心轴心有关：理想化父母的原貌和夸大自我。这些问题可能出现在其中一个轴心，也可能同时出现在两个轴心。对于理想化父母原貌存在问题的患者，治疗师需要成为患者的自我–对象（self–object）。通过“变形的内在化”（transmuting internalization），治疗师帮助来访者恢复其错误组织的关系结构。在这个过程中，治疗师提供“最佳挫折”（optimal frustration），这是以自我–对象的共鸣反应为前提的。对于夸大自我存在问题的来访者，治疗师通过镜像转移（mirroring transference）来帮助来访者处理其夸大需求。镜像自我–对象（mirroring self–object）是指从幼儿的幻想全能感中形成的夸大自我，这种自我是从充分爱护幼儿的母亲的视线中看到的。治疗师通过提供适当的镜像回应，帮助来访者逐渐将夸大自体转变为具有成熟雄心的自体。

科胡特的自我心理学理论具有直接戏剧化、易于体验的优点，这使得其特别适用于戏剧治疗。自我心理学的核心特性包括：自我（我）与对象（你）的相遇，治疗师与来访者之间的互动类似于戏剧中的角色互动，强调共鸣和理解；镜像和理想化形成的自我–对象，镜像自我–对象和理想化自我–对象的概念可以通过戏剧活动中的角色扮演和动作来体现；共鸣反应和最佳挫折经验，治疗师的共鸣反应和提供最佳挫折经验的过程可以通过戏剧治疗中的互动和角色转换来实现。在戏剧治疗中，治疗师的作用类似于科胡特所描述的自我–对象。治疗师通过角色扮演、动作和想象，帮助来访者体验和处理其自恋需求。这种治疗方法不仅适用于自恋人格障碍患者，也适用于其他需要通过自我–对象经验来恢复心理健康的个体。

自我心理学的治疗过程主要包括以下几个关键步骤：第一，治疗师对患者自恋性格的分析。治疗师首先需要对患者的自恋性格进行深入分析，理解患者在理想化父母的原貌和夸大自己这两个轴心上的问题。这一分析过程是治疗的基础，帮助治疗师明确患者的核心需求和潜在的自我结构问题。第二，根据理想化转移形成的信赖关系。对于理想化父母原貌存在问题的患者，治疗师应成为患者的自我–对象，通过变形的内在化恢复错误组织的关系结构。治疗师通过提供共鸣反应，帮助患者经历“最佳挫折”，这是以自我–对象的共鸣反应为前提的。第三，治疗师的共鸣反应和患者的“最佳挫折”经验。治疗师提供的共鸣反应需要及时且恰当，以满足患者的自恋需求。然而，这种共鸣反应不可能永远完美，因此患者在满足需求时会经历失败。这种失败是必要的，因为它促使患者经历心理上可以接受的最佳挫折，从而实现独立。第四，镜像转移和理想化转移。镜像自我–对象是指从幼儿的幻想全能感中形成的夸大自我，即从充分爱护幼儿的母亲的视线中看到的自我。理想化自我–对象是指幼儿视为英雄的理想化父母的原貌。科胡特将夸大自己视为自爱的“主体”，而理想化父母的原貌则是自爱的“对象”。通过镜像转移和理想化转移，患者可以重新体验和整合这些早期的自我–对象关系。第五，共鸣和理解及说明和分析。治疗师通过共鸣和理解患者的体验，提供必要的支持和指导，帮助患者分析和理解自己的情感和行为模式。这一过程不仅帮助患者认识到自己的问题，还为患者提供了新的视角和应对策略。第六，整个过程变形的内在化与“自我”的再结构化。通过上述步骤，患者的自我结构逐渐得到再构建，形成一个更加健康和稳定的自我。这种再结构化的过程是治疗的核心目标，旨在帮助患者恢复健康的自恋功能，增强自我认同和自尊，从而更好地适应社会和人际关系。

科胡特的自我心理学理论认为，“自我”（self）的恢复过程最终是为了促进患者的自我认识，这一过程不仅适用于自恋人格障碍

（Narcissistic Personality Disorder，NPD）患者，也适用于其他心理障碍患者。这是因为“自我”的概念本质上涉及个体对自身的反思和理解，这种自我反省是人类普遍的心理活动。

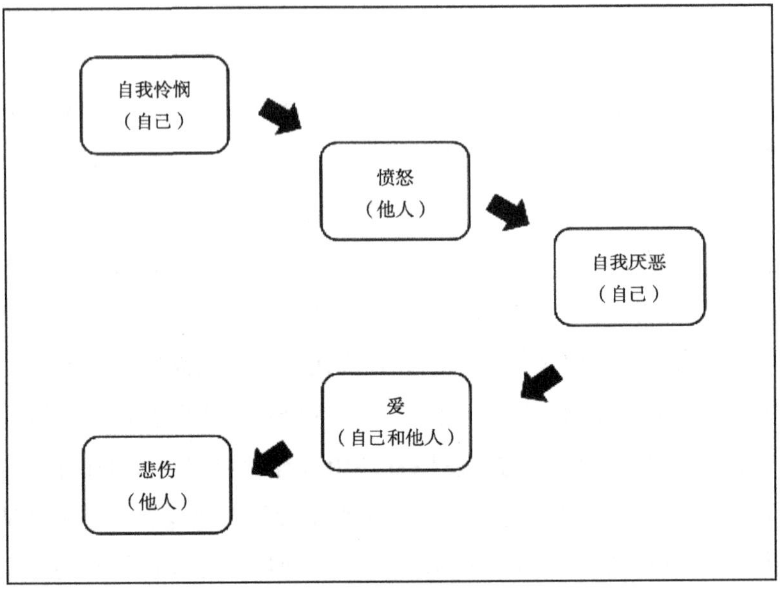

图 17　感情模型戏剧治疗过程

感情模型戏剧治疗的目标是帮助来访者发展健康的自爱。为此，治疗过程分为几个关键阶段。首先，通过引发自我怜悯的悲伤情绪，引导来访者将注意力向内聚焦，关注自身的情感体验。这种悲伤情绪帮助来访者认识到自己的情感需求和内在感受，从而建立起对自身情感的觉察和理解。其次，愤怒情绪的体验帮助来访者将情感向外转嫁，这一过程包括对他人以及对自己的愤怒。自我厌恶可以被视为愤怒情绪的极端表现，反映了来访者对自身问题的深度认知。这一阶段是治疗过程中的一个关键转折点，来访者需要切实接受所有问题的根源在于自己，从而为改变打下基础。再次，是过渡期与心理转变。治疗过程过渡到恢复的过渡期。来访者在不知不觉中经历镜像转移、理想化转移和最佳挫折。这些经历帮助来访者逐步接受自身的问题，并开始寻求改变。最后，经历上述阶段之后，来访者开始隐约地认识到幸福的含义，以及为了未来能够怀抱梦想和希望。这种认知不仅帮助来访者处理和整合复杂的情感，还促进了他们对自我的深刻理解和积极的自我认知。

（三）炼金术经验

在感情模型戏剧治疗中，整体趋势是以情感并存的方式进行，而个别方法则可以借鉴炼金术的变形方式。炼金术中将非金属转换为贵金属的过程，被比喻为诱导非纯粹情感向纯粹情感转变的过程。这与前面提到的纯粹情感有关，在戏剧治疗工作中，来访者通过情感体验了解到自己的情感错综复杂。随着对这种情感的纯粹状态和自身情感的相似性和差异性的了解，来访者对自己的情感有了更确切的理解。认识这种与纯粹情感的距离是治疗的重要目标，因此来访者可以自行设定变化的具体目标。

炼金术经验，即将非纯粹状态转变为纯粹状态的工作，有单纯提出杂质的方式和通过化学处理完全变形的方式两种。在感情模型戏剧治疗中，第一种方法是先分类情感，然后逐一去除杂质，第二种方法是与以往完全不同的悖论方法。从前面观察的情感范围可以看作第一种方式，即将其分类为各种情感，然后逐一去除杂质，从而达到纯粹情感。而在“治疗师日志”中，自我厌恶的情感之后转换成爱，可以说是第二种方式。这经过了逻辑上难以解释的悖论层面。

在纯粹的情感中，“纯粹”意味着情感未与其他任何东西混杂，是其本来的状态。这一概念的最初记录可以追溯到柏拉图的意识形态论。柏拉图以“本来的”和“经验上的”区分为基础，提出了现实世界与意识形态世界（即纯粹的、理想的世界）的二分法。他认为我们生活的世界是意识形态世界的影子，而影子的存在已经以实体为前提。因此，我们可以通过可见的世界来了解不可见的世界。

在戏剧治疗的语境中，寻找意识形态世界的表象至关重要。亚里士多德提出的“净化情感”概念与此接近。他指出，怜悯是因不可避免的事件而毫无正当理由地毁灭人的情感。因此，纯粹的情感是指排除任何解释的理由或情况，以本来的存在于世的绝对情感。在戏剧领域，梦想这种理想代表人物是阿尔托和格洛托夫斯基。他们所提倡的“残酷戏剧”和“鼠疫”，意味着充满戏剧性的情感体验过程。格洛托夫斯基在从事“质朴戏剧”探索期间，提出了颇具人类学色彩的“相遇”理论，强调戏剧演出过程中相关各方活生生的交流关系。贫穷戏剧也是想要回到戏剧根源的动作，从恢复人类本来面貌这一点来看，与纯粹的情感有关。

在感情模型戏剧治疗中，我们接受纯粹情感的概念，即情感最本真的状态，并将纯粹情感与非纯粹情感的关系看作是普遍性与特殊性的关系。例如，若将“卖火柴的小女孩”这一类型性人物的情感视为纯粹情感，那么扮演该角色时所经历的“我”的情感则是个别性的，从这个意义上来说是非纯粹的。

斯坦尼斯拉夫斯基在其表演体系中强调了情感的重要性，并提出了“情绪记忆”[①]这一概念，用以具体说明情感的工作方式。

普希金认为，作家应具备在特定情境中感受真情实感的能力，这种“情感真实性”同样适用于演员，要求他们能真情实感地代入角色。我们同样要求演员拥有这种能力。因此，演员在分析作品或角色时，其目的主要是为了准备作品或角色所处的特定情况，并深入研究其细节。通过这些准备工作，在后续的创造性表演过程中，演员的情感能够立即达到真实而生动的感觉，正如斯坦尼斯拉夫斯基所指出的：“通过这些，在以后创造性的过程中，演员的情感会立即达到真实而生动的感觉。”（康斯坦丁·斯坦尼斯拉夫斯基（Konstantin Stanislavsky），2001）

对于斯坦尼斯拉夫斯基而言，情感的真实性被视为角色塑造的核

---

① 译者注：情绪记忆是指演员通过回忆自身真实经历中的情感体验，将其引入角色的表演中，从而增加角色情感的真实性，避免表演的机械性。这种方法不仅能够帮助演员更深入地理解角色，还能使表演更具真实感和感染力。

心要素。他强调，演员所具备的情感不仅应与角色的情感相契合，更是演员为了出色地诠释角色所必须具备的内在品质。斯坦尼斯拉夫斯基将这种情感的真实性称为“内在的语调”，并强调演员需通过自身的积极参与，投身于情感活动中，去探寻那些能够赋予角色以生命力的目标。在此过程中，演员所要挖掘的情感并非单纯地作为角色所应具备的情感，而是演员自身的情感。换言之，演员需借助自身的情感体验，去激活角色的情感乐谱，使角色在舞台上得以鲜活地呈现。这种以演员自身情感为基础的情感投入，是实现角色情感真实性的关键所在，它要求演员在表演过程中，将个人的情感与角色的情感深度融合，从而达到一种高度的艺术真实感，使观众能够真切地感受到角色的情感波动，进而产生情感共鸣。

从斯坦尼斯拉夫斯基的观点来看，他所强调的情感投入实质上已经蕴含了保持一定距离的内涵。正如他先前所指出的：“我不能成为别人。奇迹般的变身简直是胡说八道。”这意味着，演员并非要将自己完全等同于角色，而是要从角色中提炼出情感，并将自身的情感融入角色的塑造之中。换言之，角色的情感并非孤立存在，而是与演员自身的情感相互交织。为了准确地呈现这种情感，演员需要竭尽所能地从自身内心深处挖掘出相应的情感，并借助角色的表演将其展现出来。在这一过程中，演员所经历的情感之间的差异与背离，实际上促使演员走向了对自我的深入认知。

到目前为止，在探讨戏剧治疗及其感情模型的过程中，我们已经明确了感情模型在戏剧治疗中的必要性、具体形式及其运作机制。感情模型的核心在于将情感作为一种工具，以促进个体恢复健康的自我。作为工具的情感与日常生活中自然体验的情感有所不同，它是通过设定特定情感并将其付诸行动来实现认识的。通过这一过程，参与者能够深入了解情感的多种要素，以及情感的复杂性和微妙性。情感虽然看似简单，却蕴含着足以引发巨大波动的活力。

在戏剧治疗中，将情感作为工具使用，能够使治疗过程更加轻松和舒适。实际案例表明，识别和认识问题情感已经变得普遍化，因此来访者并不会拒绝暴露自己的问题情感。此外，探索问题情感背后的过程具有积极的反向作用。当来访者意识到自己的负面形象被治疗师接受时，他们会感到得到支持。在逐步了解主要情感下的各种情感的过程中来访者不会感到羞耻或愤怒，而是会认真思考自己的问题。这种情感的探索和表达不仅有助于个体理解和处理自己的情绪，还能减少情感压抑，从而促进个体的情感表达和心理调适。

将情感作为工具使用，使戏剧治疗与大部分心理治疗中了解自己的过程保持一致。以海因茨·科胡特的自我心理学为中心进行观察，原因在于心理治疗通常以语言为中心，侧重于认知层面的作业，而戏剧治疗则通过包括身体作业在内的多种方式完成。情感的掌握和表达在戏剧治疗中尤为重要，因为情感不仅通过言语传达，更通过身体的运动和感知来实现。这种身体体验对于自我认识具有显著效果，因为它允许来访者在安全的环境中探索和表达复杂的情感。下一章将研究感情模型戏剧治疗的理论在实际工作现场中如何应用。

第三章　感情模型戏剧治疗的实践

人类以无罪为代价“知道”了。

人类以羞耻感为代价，成为“自主的存在”，以罪恶感为代价，获得独立的“创造性”。

——埃里克·埃里克森（Erik Erikson）[①]

一般来说，人们倾向于将情感划分为积极和消极两类。因此，人们通常愿意在他人面前展示积极情感，而倾向于隐藏消极情感。这种二元对立的思维模式在小学低年级阶段尤为明显。例如，当要求同龄孩子表演《兴夫传》这部戏剧时，大多数孩子都希望扮演兴夫这一正面角色。相反，如果被要求扮演孬夫这一反面角色，孩子们往往会以“不喜欢”为由拒绝，甚至可能会哭泣。然而，这种倾向会随着年龄的增长而逐渐改变。到了高年级，情况往往相反，孩子们更愿意扮演孬夫，甚至乐于展现折磨他人的行为。尽管对角色的认知会随着成长而发生变化，但这种潜移默化的情感二元对立思维模式仍会持续产生影响。这可能是因为情感是人际关系中最直接的表达方式，为了维护良好的关系，人们往往认为不应表现出消极情感。

① 埃里克·埃里克森（Erik Erikson）是著名的心理学家和精神病学家，以其心理社会发展理论而闻名。他的理论将人类发展分为八个阶段，每个阶段都有特定的心理冲突和任务，强调社会和文化因素在个体发展中的重要性。主要著作包括《童年与社会》和《身份：青少年与人类发展的危机》。埃里克森的研究对心理学、教育学和文化人类学等领域产生了深远影响。

在实施感情模型戏剧治疗时，治疗师首要关注的是情感，并无绝对的好坏、积极与消极之分。众多来访者常将自身的情感视为负面或消极，且在隐瞒这些情感的过程中遭遇诸多问题。杰弗里·格林伯格指出，在以情绪为中心的心理治疗中，首要任务是区分痛苦与不良情感，因为二者被认为是引发心理问题的关键因素。痛苦是一种首要且适用的情绪，同时亦是常被回避的情绪，它并非单纯的压力或悲伤的产物，而是一种复合的情感状态。与之相关的有丧失和损伤所引发的情感，如愤怒、悲伤、羞耻等。相对地，忧郁和不安等不良情绪本身是不适应的，因此治疗应聚焦于引发这些不良情绪的底层认知-情动过程，并致力于其改变（杰弗里·格林伯格和弗雷德里克·米切尔，1999）。

格林伯格主张直面痛苦并认识不良情绪的根源，这一观点与打破情感的好坏二分法思维框架密切相关。其核心前提是，面对和正视隐藏的情感本身对治疗具有重要意义。当来访者从治疗师那里获得确认时，他们将确信双方之间可以建立信任关系，并在此基础上实现自我治疗。

在实施感情模型戏剧治疗时，来访者通常会经历以下情感序列：悲伤（自我怜悯）— 愤怒/恐惧 — 自我厌恶 — 爱 —（利他性）悲伤。这一过程至少需要6个月，最长可能需要3年以上的时间。在短期治疗情境中，要求来访者经历所有这些情感是不合理的。因此，治疗师应避免过度贪心，只需要引导来访者集中体验悲伤或愤怒中的一种情感即可。仅凭这一点，即可实现自我认识的最低限度治疗目标。

在感情模型戏剧治疗中，治疗过程明确区分了恢复前和恢复后两个阶段。在恢复前，来访者承认自己存在的问题，包括身体和精神上的伤痛。而在恢复后，来访者通过确认自己在这些问题上的显著改变，从而清晰地认识到治疗的效果。为了实现恢复，治疗过程形成了一个包含开始、中间和结尾的完整流程。然而，诊断、治疗过程以及确认治疗结果的流程并非分阶段中断，而是紧密相连，相互交织的。

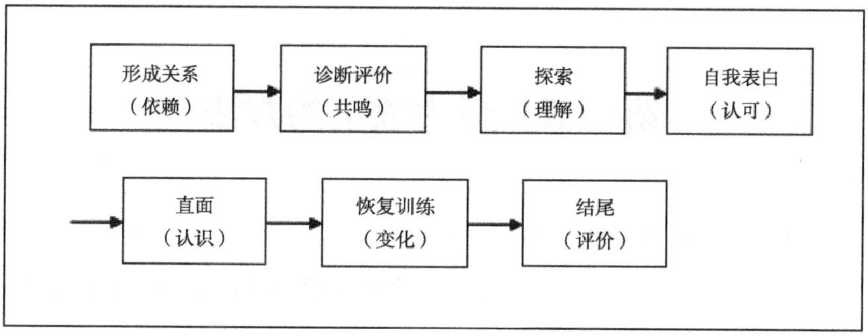

图 18　感情模型戏剧治疗程序

这种趋势同样适用于戏剧治疗的整个工作过程以及单次治疗过程。实际上，尽管在单次治疗中实现这一点存在一定的难度，但治疗师仍需时刻意识到治疗过程中的开始、中间和结尾阶段。

在执行感情模型戏剧治疗的过程中，治疗师需要决定如何让来访者体验特定的情感。在实际操作中，将来访者自己的故事与虚构的故事相结合是一种有效的方法。虚构的故事相比真实故事更能激发我们的想象力。一旦想象力被激发，就会自然地形成积极的联想，从而在自由穿梭于现在、过去和未来的过程中，时间和空间的领域得以扩展。例如，当某个来访者讲述与自己哥哥吵架的故事时，这一事件仅限于其实际的时间和空间背景。然而，通过描述兄弟矛盾的虚构故事《兴夫传》进行剧情体验，每个集体成员都会在脑海中描绘出直观的时空形象，并结合自己的实际情况，使体验更加丰富。同时，这一过程自然地引发兴趣，使来访者身心放松，感到舒适，并在集体内形成信任。

此外，如果通过多个不同的故事来体验相同的情感，那么在其中就会形成许多具体形象，这些形象相互联系，从而更加清晰地认识自己的情感。每个故事都根据观点的不同，包含着不同的情感。从中提取重点要处理的情感，并着眼于那里进行治疗，这完全取决于治疗师的能力。接下来介绍一下如何运用故事进行治疗，及其依据和方法。

第一节　运用故事的方法

神话是科学的最初形态。

——卡尔·荣格（Carl Gustav Jung）[①]

一、运用故事的依据

无论时代和历史如何变迁，戏剧中故事的重要性始终不变。20世纪后期，随着“反－戏剧”（anti–theatre）理论的兴起，非语言表演和复合体裁形式的演出获得了广泛的关注。这一时期，一些戏剧作品更加注重除语言之外的其他要素，而非单纯依赖故事。然而，这种变化并非对故事本身的否定，而是一种回归戏剧本质的尝试。事实上，所有戏剧都包含故事，因为没有故事的戏剧是无法想象的。正如杨有成（2004）所指出的：“故事是学习什么是世界，以及作为人类在世界中生活的最主要的手段。”从这个角度来看，故事就像我们为了生存的本能一样不可或缺。

戏剧治疗是以戏剧的特性为基础进行的。故事从诊断工具到整个工作过程，占据了戏剧治疗的核心部分。例如，莫莉·拉哈德的BASIC Ph和兰迪的TAS（Tell–A–Story）等诊断评价工具本身就是对故事的分析。而且治疗工作也是以故事的戏剧活动过程为主的。在戏剧治疗中，借助故事促进情感表达与心理成长，故事是戏剧本质要素，具有多优点，能有效推动治疗过程。

第一，故事的趣味性。故事具有很强的趣味性，这使得它们能够

① 译者注：卡尔·荣格（Carl Gustav Jung），瑞士心理学家，分析心理学创始人。荣格提出集体无意识和原型理论，认为人类无意识中存在普遍的、先天的象征。他的主要著作包括《心理类型》《集体无意识的概念》和《分析心理学的理论》。荣格的理论对心理学、文化研究、宗教研究等多个领域产生了深远影响。

轻松地吸引来访者的兴趣。即使是那些通常较为消极或缺乏动力的来访者，当他们参与熟悉的故事的戏剧化过程时，他们的注意力和集中度也会显著提高。因此，治疗师需要深入了解自己所使用的故事的核心内容及其多样性，以便能够通过适合每个集体成员的方式引导他们的关注方向和兴趣点。此外，治疗师还需要将故事转化为三维的行动结构。故事本质上属于语言和文字的领域，为了将其转化为戏剧活动，治疗师必须理解戏剧性因素，并将故事转化为具体的行动。也就是说，需要将平面的一维故事简单地转换为立体的多维度体验。

第二，故事的虚拟性。众所周知，故事不是真正的现实，而是虚构的世界。因此，来访者可以确保自己的真实故事不会如实暴露。正如Andersen-Warren & Grainger安德森-沃伦和格兰杰（2009）所指出的，“我们害怕和抵抗有关自己的某些事实，在情绪上面对重要的事情。文本成为我们那时可以躲在后面的一种面具”。因此，即使再怎么拒绝和害怕戏剧活动的来访者，只要以故事为素材进行作业，就会慢慢进入戏剧性的现实。这种虚拟性为来访者提供了一个安全的空间，使他们能够在不直接暴露自己的情况下，探索和表达内心的情感和经历。

在戏剧治疗实践中，许多患者未能清晰区分现实与虚构的界限。例如，精神分裂症患者常因缺乏对现实的准确理解而陷入妄想，而抑郁症患者则过度沉浸于现实，缺乏想象力。这些患者的特性可通过他们在戏剧性现实中的反应得以体现。故事作为一种工具，在此情境下展现出卓越的功能。苏珊娜·彭吉克（Suzanna Pendzik）建立了用于诊断来访者在治疗过程中表现出的戏剧性活动的“6-钥匙模型”。其中，第一个钥匙“通道”（Access）涉及了解来访者如何跨越戏剧性现实与实际现实之间的界限。通过观察来访者在这一过程中的表现，治疗师能够洞察其个人的情绪状况、认知能力、发展障碍、自身的力量与功能以及人际关系问题，甚至整体的性格状态。

在戏剧治疗中，无论采用何种形式，治疗过程从一开始便与现实分离。这是因为日常中的“我”在戏剧中转变为虚构中的另一个存在。

这种与日常的分离不仅是戏剧的本质特征，也是仪式的属性。戏剧治疗引导来访者经历从开始到结束的变化，因此整个工作过程本身就是一种通过仪式。因此，治疗师应在工作中明确设定虚构与非虚构的正确界限。只有这样，来访者才能在两个空间中穿梭，逐渐找回自己的本质。

第三，故事的易接触性。在戏剧治疗中，故事的运用使多方面的接触变得更加容易。正如前面所述，故事的运用从构建舞台的三维实际空间开始。为了开展戏剧活动，实际设计故事中的空间，让来访者能够在其中扮演角色并行动。如果舞台上出现道具、颜色、空间、音乐和音响、照明、服装、声音等多样的小道具，来访者们会在无法伪装的情况下投射自己的内心，通过这些道具赋予它们自己的意义。例如，一个简单的道具可能成为来访者内心世界的象征，而舞台则因其存在的所有元素而成为一个丰富的形象储藏库。治疗师应分析并分类与来访者有关的形象，并能够将类似的形象进行整合。因为这些形象如实反映了来访者的内心。

第四，故事的易表达性。在戏剧治疗中，通过故事，来访者能够表达自己内心深处的想法。治疗师的介入在这一过程中起着至关重要的作用。以广为人知的故事为基础进行戏剧活动时，往往会遇到意想不到的突发情况，即偶然性。例如，有来访者认为自己平时像兴夫一样善良，只会受到别人的伤害，因此自信地自愿扮演兴夫。然而，在表演过程中，他发现自己无法像兴夫那样行动，这时他停住了。在这一瞬间，他意识到自己并不能像兴夫那样生活，从而遇到了重新认识自己的契机。因此，治疗师需要能够进行高度计划的介入，以引导来访者在戏剧活动中通过表达实现自我发现和成长。

在戏剧治疗中，偶然性具有“让人陌生”的功能，这种陌生感伴随着认识的变化，与布雷希特的“疏远效果”相似。正如菲尔·琼斯（2005）所指出的：“自己和角色的分离表示：‘比起与感情投入形成强烈的同一性，更注重思考和判断人物，并表现出对他的期待的批评性反应给予大力支持。’”来访者在演绎故事中的典型人物时，会“偶然地”重新发现自己，并在作业的中间或最后分享中说出隐藏的心里话。

故事包含角色、人物和事件。在戏剧治疗中，通过角色所展现的一切完全依赖于来访者的主观感受和体验。因此，来访者通过同时性、转移和投射，自然而然地认识了自己之前不知情的一面。也就是说，虽然看似是间接经验，但实际上是由直接经验形成的。这种直接与间接、实际与虚构的重叠，最终导致通过隐喻和象征与原型的相遇，从而与深层的实体相遇。正如莎士比亚在一部作品中同时使用朱庇特和普罗米修斯一样，故事中主人公的事件与来访者的故事重叠在一起。[①]这种重叠不仅丰富了参与者的体验，还帮助他们在情感和认知上实现更深层次的自我认识。

正如反复强调的那样，当使用广为人知的故事作为素材时，来访者可以更加安心地参与作业，因为这些故事并非与他们直接相关。此外，如果这些故事基于我们悠久的传统和文化，那么共鸣和理解的深度将会更大。其结果是，戏剧治疗工作的安全性和深度会更加丰富。因此，选择在戏剧治疗中使用的故事时应格外慎重。

二、运用故事的方法

可悲的是，短暂的童年是什么，失去的，绝对无法再找回的幸福是什么，都隐含在其中。

——弗朗茨·卡夫卡（Franz Kafka）[②]

① 译者注：在沙士比亚的作品中，朱庇特（Jupiter）代表了不可抗拒的神意和权威，而普罗米修斯（Prometheus）则代表了人类对自由、知识和自我提升的追求。这种象征意义在戏剧治疗中也有体现，来访者通过角色扮演可以体验到权威与反抗、命运与自由之间的张力，从而更深入地理解自己。

② 弗朗茨·卡夫卡（Franz Kafka，1883年7月3日—1924年6月3日），奥地利德语作家，以其探讨人类孤独、异化和困境的作品著称。卡夫卡在布拉格查尔斯大学学习法律，毕业后在保险公司工作。他的主要作品包括《变形记》《审判》和《城堡》，这些作品常带荒诞和超现实色彩，使用象征和隐喻表达深层主题。卡夫卡的作品对20世纪文学产生了深远影响。

人类的内心世界极为复杂，难以简单概括。为了理解这种复杂性，首先需要进行区分。正如贝特尔·海姆（1998）所指出的："若不将某种复合的内在倾向在心里区分开来，我们就无法理解自己混乱的源头，无法明白自己为何在相反的感情之间备受煎熬，也无法理解为何需要将其整合。统合存在于我们人格不协调的一面，要求我们首先明白那是什么。"因此，为了实现完整的整合，首先需要分离内心，而情感作为分类标准非常有用。

然而，在故事中寻找登场人物的情感并非易事。因为情感往往没有直接表达，即使有所暴露，也难以确定其真实性。因此，为了准确把握人物的情感，有必要分析萨沃德尼克（Savodnik）所指示的行动。因为在直接扮演角色时，通过身体可以更深刻地感受到情感，从而对人物或事件有更明确的认识。通过身体的体验能够帮助来访者和治疗师更清晰地理解情感的复杂性和多样性，进而促进内心世界的整合。

戏剧和文学均以故事为基础构建虚构世界，但二者在体验方式上存在显著差异。文学通过文字激发读者的想象力，是一种间接的内心相遇；而戏剧则具有现场性，通过身体的直接碰撞带来更激烈的体验。戏剧治疗正是基于所有艺术形式所共有的创造力、享受力和故事力，特别强调戏剧中身体的实际动作及其带来的感觉、感性、情感的力量，并将其作为治疗工具。因此，在戏剧治疗中，运用故事的方法与如何通过身体体验故事密切相关。格洛托夫斯基强调了身体在戏剧中的重要性，认为身体是理解和表达情感的关键。

反应的源泉和中心是整个身体。因此，身体需要全面参与声音的练习。正如"成为狮子"训练所提醒的那样，使用名为"嗓子"的共鸣器进行的练习依赖于脚趾甲、打滚、放哨等动作。声音不仅是动作冲动，还是从身体出发的发声冲动（先移动身体再发出声音）。所有的动作和声音都是由自己引发的。演员需要对影响我们的一切做出反应，因为记忆是身体的。这就是与思考并做出反应的自己一起做的事情。活着的有机体是精神和身体的总体。因此，在练习过程中，演员应该重视的是接近动作和冲动的结合体，达到身体各个部位的和声。作为整体，在引导身体和身体各部位训练的造型练习中，最重要的是这种结合和和谐（耶日·格洛托夫斯基，2007）。

在戏剧治疗中，故事不仅仅是让来访者扮演某种角色，更重要的是通过故事来刺激动作和情感的表达。故事的内容传达和精彩的角色表演并不是最重要的，因为在戏剧治疗中，戏剧活动并不是为了进行实际演出而使用故事。相比之下，更重要的是通过充实、真实地感受一个场面的情感，将冲动实体化。通过这些措施，可以对身体产生整体认识。因此，治疗师应刺激来访者的感觉，使声音和动作一致，最大限度地引导他们成为“精神和身体的总体”。

在戏剧治疗中，治疗师应根据团体的规模、来访者的特征以及具体情况来制定治疗目标，并判断采用何种方式来接近治疗目标最为有效。为此，治疗师首先需要从以下三种使用故事的方法中进行选择：

第一，将整个故事从头到尾进行戏剧化：这种方法适用于需要全面探索故事内容和情感深度的情况。通过完整地戏剧化，来访者能够在完整的故事框架内体验和表达情感，从而获得更全面的情感和认知体验。这种方法有助于来访者在故事的连贯性中理解情感的发展和转变。

第二，只选取故事的一部分，集中于特定的事件或角色经验：这种方式适合聚焦于特定情感或问题的治疗目标。通过深入挖掘故事中的关键片段，来访者可以更集中地处理特定的情感或经历。这种方法有助于深入探讨特定的情感或问题，使治疗过程更具针对性和深度。

第三，随意变形故事并进行戏剧化：这种方法强调创造性和即兴性，允许来访者在故事的基础上自由发挥。通过随意变形故事，来访者可以激发创造力和想象力，从而促进自我表达和探索。这种方法适用于鼓励来访者自由地表达内心世界，探索新的情感和行为模式。

深入探究故事的初始步骤宜为分享故事，继而搜寻类似故事以促进充分交流。这一过程有助于锁定故事的核心，便于后续的戏剧化处理。例如，若类似故事涵盖《美女与野兽》《青蛙王子》《厄洛斯和普绪克》《巴里戴吉》等，便会浮现"因身份差异致爱情难成"的共通主题。核心一经确定，治疗师与来访者在场景构建时便能轻松选取关键形象，且故事结构化亦将更为顺畅。

故事的结构化是将故事向戏剧化方向拓展的必要步骤。首先，需要创造一个具体的空间。当来访者回忆起通过这个具体空间的场面时，他们会直接通过自己的身体体验那个场面发生的那一瞬间，此时形象、情感、感性与想象开始流动。也就是说，通过将具体的物体作为来访者的投射对象进行戏剧性的行动，在此过程中，来访者可以自然而然地产生想象，并象征性地理解自己的问题。

在戏剧治疗工作中，每次治疗都应明确设定焦点，通过运用故事使其更加安全和丰富。故事中的主题为作业提供了必要的焦点，当这些主题与角色和具体结构相遇时，焦点会更加清晰。运用故事的方法具有以下效果：

第一，创造故事的空白部分：通过创造主要故事中的空白部分并添加许多故事情节，可以使故事本身更加丰富，从而确立戏剧的安全网。这种空白部分为来访者提供了自由发挥的空间，使他们能够在故事中投射自己的情感和经历，同时保持一种安全的距离。

第二，增加人物的立体性：故事的扩张不仅体现在内容上，还在人物创造上增加了多方位的立体性，使人物形象更具个性。通过这种方式，来访者可以确认自己的认同感，更好地理解自己与他人之间的关系。

第三，通过抽象观点重构故事：故事不仅包含内容或事件等事实要素，还通过抽象的观点进行重新构造。即通过形象、具体的事物、颜色、声音、身体动作等实现理解和共鸣。其结果，不仅可以形成与他人的沟通、理解和共鸣，还可以客观化自身的问题，提高自我治愈能力。

第四，促进对身体的总体认识：故事最终会带来对来访者身体的总体认识。通过身体动作和情感表达，来访者能够在戏剧化的场景中更全面地体验和理解自己的身体反应，从而促进身心的整体整合。

在以下事例中，我们将探讨利用《成为太阳和月亮的兄妹》进行的戏剧治疗工作。该案例的对象与第2章案例2–2相同。通过这些案例，我们可以确认之前提及的内容①，并进一步理解戏剧治疗的具体应用和效果。

【案例：3–1】：通过隐喻和角色扮演进行的感情认知作业

在戏剧治疗中，通过隐喻和角色扮演进行情感认知作业的治疗过程通常遵循开头、中间和结尾的结构。起初，通过热身活动引导参与者身心放松，为正式作业做准备。热身不仅活跃身体功能，还通过故事接力等形式促进相互了解和共鸣。在此过程中，参与者通过想象改变自身形象，轻松过渡到正式活动。此外，利用创造神话，以宏大形象为起点，通过隐喻实现更有效的自我认知。由于所选故事广为人知，无需分享完整内容，仅选取特定对象所需的场景进行变形，以最大化治疗效果。

1. 热身活动：太阳和月亮创造神话的运用

在热身活动中，通过“兄妹升天成为太阳和月亮”的神话模式，将其与天地创造的叙事连接起来，引导参与者进入戏剧治疗的状态。

---

① 译者注：在戏剧治疗实践中，通过具体的故事如《成为太阳和月亮的兄妹》，可以深入探讨和应用戏剧治疗的理论与方法。此故事讲述了一对兄妹如何通过智慧和勇气逃离凶猛的老虎，并最终成为太阳和月亮的神话故事。在治疗过程中，参与者通过角色扮演和即兴创作，不仅能够体验故事中的情感和冲突，还能在安全的环境中探索和表达自己的内心世界。这种治疗方法不仅有助于情感宣泄和情绪调节，还能促进自我认知和成长。通过这样的活动，参与者可以更好地理解自己的情感和行为模式，从而实现心理上的疗愈和改变。

首先，创造天地：参与者首先想象天地被创造后的景象，产生土地和水。在这片新创造的土地和水中，建立各种生命体，创造一个和谐生活的世界。这一过程旨在激发参与者的想象力和创造力，帮助他们构建一个具有生命力的虚构空间。其次，假设存在：如果被呼唤到这个新创造的世界，参与者思考自己会成为什么样的存在来负责那里的事务。参与者通过充分活动身体，识别身体的各个部分，引起内在的冲动，感受精神和身体一致的自我。这一环节帮助参与者通过身体动作和想象，探索自己在虚构世界中的角色和身份。最后，选择存在：参与者假设自己成为下一个存在，从以下假设中选择一个或多个存在。

即：灰尘、风、彩虹、雨、颜色、空气、草原、人、龙王、蚕、水、智慧、云彩、月亮、野生马、斑马、不死神。

最后深入思考：参与者想象自己成为所选存在后，经历了多少岁月。在此期间，思考以下问题：是否曾幸福地帮助过谁？自己最不想看到的人生是什么样的？如果可以成为其他的存在，自己想要成为什么？通过这一系列热身活动，参与者不仅能够放松身心，还能通过想象和身体动作，探索自己在虚构世界中的角色和情感。这一过程为后续的戏剧治疗活动奠定了基础，帮助参与者更好地进入角色，体验和表达情感。

A. 灰尘
存在时间：不知活了多久，没有年龄概念。
经历：只是移动而已，没有幸福地帮助过谁的记忆。
不喜欢的：人们收拾自己。
愿望：想成为浪花。
B. 风
存在时间：正在看着地球。
经历：用大风救出被压在建筑物堆里的母亲后，被自然界冷落。

最艰难的：看到传染病导致人们死亡。

愿望：想成为阳光。

C. 彩虹

存在时间：不一次性展示7种颜色，而是随心所欲地只展示一种颜色。

经历：相爱的人会更爱自己。

不喜欢的：看到心爱的对象的死亡。

愿望：想成为爱人的灵魂。

D. 雨

存在时间：对于受旱的人们来说，下雨的时候很幸福。

经历：诺亚方舟（毁灭世界的时候）。

愿望：想成为阳光。

E. 颜色

存在时间：因为是必要的存在，所以会早点参与。

经历：柔和色调的颜色和奶奶。虽然工作太多，很辛苦，但因为是该做的事情，所以努力去做。使看不见的东西看得见，在线与面的世界里奔波的结果都看得见。柔和色调变成原色，颜色不协调，有人死的时候看到红色的血就后悔了。

愿望：想成为美味。

F. 空气

存在时间：认为最能协调现在的是空气。

经历：用空气使人们呼吸和行动起来就是幸福，环境污染、传染病和人们的死亡令人惋惜。但是污染的也是自己的，想不通为什么会选择无法承受的东西。

愿望：想成为树或山。

G. 草原

存在时间：猴子在背上蹦跳跳的时候很幸福。

经历：来草原打架，讨厌打架。

愿望：想成为阳光和云彩。

H. 人

存在时间：起名字等，做的事很多。

经历：讲到斑马小马冷的时候给它们温暖。

不喜欢的：看到抢食的鬣狗。

愿望：想成为云彩。

I. 龙王

存在时间：在海里保持平衡是幸福的。

经历：不想看到为了保持平衡而杀掉的东西。

愿望：想脱离地球成为行星。

J. 蚕

存在时间：能让大家休息感到很幸福。

经历：不知道是睡觉还是活着的人更可怜。

愿望：就是喜欢睡觉。

K. 风

存在时间：夏天轻轻吹来的风。

经历：寄信给小时候分开的朋友，幸福地见面。

不喜欢的：鸟类吃不了鱼。

愿望：想成为大树。

L. 水

存在时间：疲惫的人们看着大海得到力量后回去了。

经历：抚慰因分手后而怀念的女人，心疼。

愿望：想成为水蒸气。

M. 智慧

存在时间：可以跟随自己的心愿，随心所欲地给出智慧。

经历：贪心的人打仗令人痛心。

愿望：真想一如既往地成为智慧。

N. 云彩

存在时间：海里的儿女云。

经历：遇到严重干旱时，会将自己的全身分散来进行降雨。雨又来了，变成大的云彩，人们和植物在洪水中死去很艰难。

愿望：想变成云彩。

O. 月亮

存在时间：白昼也在注视着。

经历：看见一个女孩在家门口哭，因为妈妈死了。太干燥不能一起哭。用力照着月光，少女渐渐恢复了。但是看到少女在成长过程中变得不幸，心里很不是滋味。

愿望：想成为在身边照顾少女的人。

P. 野生马

存在时间：能给需要生命水的人带来生命水最幸福。

经历：看到有人要驯服自己时，很心痛。

愿望：想成为树懒。

Q. 斑马

存在时间：与野马一起生活的斑马，与人与自然融为一体的感觉。

经历：就这样活下去就行了。

不喜欢的：干旱。

愿望：想成为海豚。

R. 不死神

存在时间：看着可以变身的不死神，舒适地以云的形状塑造世界的过程。

经历：20岁出头的女人因为经济困难而艰难的情况，因此成为她温暖的家。成为像母亲的心一样温暖地拥抱的家，是幸福的。

愿望：想去南极成为集装箱。

在戏剧治疗的热身活动中，参与者选择并成为自己选定的角色，通过身体动作逐渐感受到自己的整体存在感。他们不仅在身体上体验角色，还在心理上与角色相遇，通过交谈探讨该角色是否真正为和谐的天地运行做出了贡献。通过想象与日常生活无关的巨大空间，参与者根据自己的想法选择角色，并以该角色的身份生活，从而在不知不觉中如实反映了自己的需求。

在日常空间中，参与者可能会在再现平时的样子时抑制不想展示的部分，但在宇宙空间中，由于角色被认为与自己无关，因此更容易暴露出自己的本来面貌。这类似于虚构故事带来的“安全装置”功能，使参与者在这样的过程中认识到自己之前未知的需求。成为某个人物并生活其中，就是学习该人物的行动方式，因为这是内心产生想要做点什么的欲望的结果。

当然，在这个热身的过程中，治疗师的介入至关重要，其目的是帮助参与者感受到更加充满活力的欲望。通常情况下，参与者往往会倾向于选择那些因无力、挫折和丧失感而显得无所作为的角色，或者表现出过于强烈的欲望。然而，在看似软弱无力的状态下，实际上也可能潜藏着许多出乎意料的强烈欲望。因此，治疗师需要敏锐地把握参与者的状态，引导他们选择那些对他们有益的角色，并有效地运用治疗流程。坦率地生成欲望以及对这种欲望的认识，成为治疗过程中引发变化的原动力。

在戏剧治疗的作业中，参与者所体现的需求可以根据类型进行分类。此次参与者的形态包括自私型、利他型、牺牲型、关系执着型、单身型等多种。这种需求分类有助于在下一阶段相互建立关系时，分辨出相似的角色和不同的角色。治疗师最重要的是注意这一点，并引导参与者在戏剧活动中形成关系。例如，对于自尊感较低的参与者，需要在初期作业中发现相似之处并获得支持，为此，让类似的角色之间见面是比较有效的。相反，对于需要认识到自己的委屈并表露激愤的参与者，治疗师会引导他们扮演完全不同的角色。

当群体内部形成了充分的信赖感，成员们可以自然地表现出自发性，参与者便能够感受到欲望。这种欲望对于发现自己角色的本质具有很大的帮助，因为欲望是通过行动表现出来的。健康的人通常能够很容易地察觉到自己的行为背后隐藏着怎样的欲望。因此，即使这种欲望没有付诸行动，也不会成为大问题。然而，大多数参与者在欲望与行动之间的关系上遇到了很多困难。因此，在作业初期，通过戏剧活动感受到想要做些什么的内心欲望，是完成本作业所必需的过程。只有这样，参与者才能在戏剧中做出适合自己扮演的角色的行动，从而面对自己的问题。

2. 运用感情、颜色、声音进行戏剧化

这个故事可以从两个方面进行分析，即父母、子女和兄妹的关系。李富荣对这一传说的解读指出，如果“母亲”象征着母性保护本能，那么“老虎”则可以被看作隐藏在无意识层面的破坏性倾向①。在这里，我们再次确认了孩子对“母亲”的两种复杂情感：爱与恐惧。诞生意味着从物理上与母亲分离。从孩子出生后与母亲分离的体验来看，母亲既是与孩子同为一体的存在，也是分离后孩子遇到的第一个他人。心理治疗中将许多问题的根源归结为母亲，从母亲存在本身的意义上就可以看出，这反映了孩子对母亲的双重情感：一方面是对母亲的爱与依赖，另一方面是对被母亲抛弃的恐惧。

崔仁勋的戏剧《第一夜，摇篮，第二夜，摇篮》以《成为太阳和月亮的兄妹》为原型，很好地表现了孩子对母亲的爱和恐惧的双重情感。在这部作品中，害怕老虎而逃跑的孩子们和与老虎一起坐在地板上看到老虎尾巴从母亲裙子中出现的幸福的孩子们形成了鲜明对比。为了躲避老虎而爬上树的两个孩子，看着有老虎尾巴的母亲，苦恼着是该放下粗壮的绳子还是腐烂的绳子，他们最终醒了过来，原来这一切只是孩子们的梦境。这个故事不仅使参与者在结构上回顾与母亲的关系，使他们能够思考根本问题，而且正如前面所述，还可以检查兄妹（兄弟姐妹）之间的关系。从情感角度来看，前者涉及照顾与抛弃、爱与背叛，而后者则涉及竞争心和嫉妒。通过这种多维度的分析和戏剧化表达，参与者能够在情感、认知和行为层面上更深入地探索和理解自己与母亲以及兄弟姐妹之间的复杂关系。

---

① “‘老虎’吃掉了‘妈妈’也就是说，无意识的破坏性因素完全支配了意识的自我，在‘老虎’伪装成‘母亲’的现象中，反映了无意识的其他‘我’蜕变为意识的‘我’的心理过程。”（李富荣，1995）

本次作业的目标是探索参与者如何认知他人，通过将参与者分为“母亲与老虎队”和“兄妹队”两个小组，各小组提出共同的主题，进入故事结构化的阶段。首先，主题聚焦。“母亲与老虎队”聚焦于孩子对父母可能随时抛弃自己的背叛感。“兄妹队”则选择了兄弟姐妹间的嫉妒情绪。其次，主题回顾与讨论。参与者具体回顾所选主题，思考在哪些情节中感受到了这些情感。在选定关键场景中的重要物品（如井、门、斧头等）后展开讨论。物品的选择建立在对角色认知明确以及对事件发展及其时空背景充分想象的基础上。最后，空间认知与自我概念的形成。对空间的认知最终引导参与者形成自我概念[①]。通过在具体场景中体验和讨论，参与者能够更清晰地认识到自己在故事中的角色和位置，从而促进自我认知的发展。

在本次活动中，两个集体被进一步细分为若干小组，参与者们通过制作雕像的形式表达彼此分享的情感。随后，他们选择自己心目中的颜色纸张遮住脸，分别扮演被嫉妒者与嫉妒者、被背叛者与背叛者等角色，并进行对话。完成作业后，参与者们分享了以下感受：

A：作为加害者，我感到自己也处于两难境地，内心充满恐惧。

B：本以为自己是受害者，却意外发现自己也是加害者。

C：发现了新的嫉妒对象，在背叛的情境中发现自己难以表达内心感受。

D：意识到自己之前未知的某些方面，原本以为解决了某些问题，却发现并非如此。

E：不能仅从一个角度看待问题，两种情感同时涌现。

F：我不认为这是父母的背叛，可能是因为太过熟悉而产生的误解。

G：在打开情感的作业中遇到了困难。

H：发现自己有许多未知的一面，感觉难以用言语表达。

① “诱导自我概念关键在于空间上的有利性。意识的形成主要通过两个方面。第一，通过对自身身体和自身存在的意识；第二，通过一系列记忆的形成。”（李富荣，2000）

I：发现了新的线索或启示。

J：因为觉得自己嫉妒心太强，所以总是指责他人。虽然经常嫉妒，但我觉得对方并不知情，这种背叛感让我感到冷漠。

K：无论是嫉妒还是背叛，都觉得不太好。我认为冷漠本身就是一种背叛。

L：觉得自己在很多方面都有所观望，不明白为什么会这样。

M：因为嫉妒心很强，所以转向了被嫉妒的一方，觉得嫉妒很丑陋。觉得自己被背叛了，所以转向了背叛的一方，觉得自己很卑鄙。

N：从弟弟那里感受到被嫉妒的立场，感觉这是理所当然的。我以为自己绝对做不到背叛，但内心却没有任何声音，不明白为什么会这样。

O：明白了很多人在关注他人，这让我感到很困难。

P：安静地待着让我感到无助，因此感到郁闷。

此次作业通过情感、颜色和声音等抽象元素，将故事中选择的主题形象化。在戏剧治疗中，实际事件的展开和角色扮演之间的直接对话等直接的戏剧经验固然重要，但通过声音、颜色、身体动作等抽象形象的制作同样关键。在许多情况下，抽象形象的作业可能比直接的戏剧经验更有效，因为这些抽象元素更容易激发我们的本能反应。正如阿尔托和格洛托夫斯基所强调的，声音、形态、颜色和动作在语言之前，比感觉到的动作更为原始。

将各种形象具体化不仅因为它们能激发我们的本能，还因为它们成为连接参与者现实与想象的重要桥梁。最终，所有这些形象都融入角色和情感之中，帮助参与者更深入地理解和表达自己的内心世界。

第二节　情感经验的应用

因为将感情转化为形象，换句话说，发现隐藏在感情中的形象，所以内心有了安定。假如我们完全依赖感情，也许会因为无意识的内容而破碎。①

——卡尔·荣格（Carl Gustav Jung）

一、自我怜悯的悲伤

情感大致可以分为面向自己的和面向他人的两种类型。悲伤是一种特殊的情感，它可以是对自己的悲伤（自怜），也可以是对他人悲伤的共情（利他性的悲伤）。如前所述，悲伤在感情模型的戏剧治疗中通常是首先被经历的情感，因为悲伤比其他情感更容易使身体放松。当来访者从紧张状态转变为放松状态并感到舒适时，他们会在不知不觉中对治疗师产生信任感。这种身体上的变化实际上体现了自我改变的可能性。

悲伤还赋予来访者与自己直接面对面的力量，这也是为什么要首先体验这种情感的另一个原因。需要戏剧治疗的来访者大多处于情感过剩、缺乏或回避的状态。他们要么对悲伤的情感过于自怜，要么干脆感觉不到这种情感。在自我怜悯过度的情况下，向外表露的情感大多是愤怒。

个体在自认为可怜的背后，往往隐藏着一种委屈感，这种委屈源于感觉自己遭受了不公正的待遇。个体之所以感到委屈，是因为他们

① 译者注：情感本身是复杂的心理现象，不仅包含个体的主观体验，还蕴含深层的无意识内容。将情感转化为具体形象，有助于个体更清晰地理解和表达这些情感，实现情感整合和心理平衡。无意识在情感管理中扮演重要角色，其中蕴含大量情感内容，若不处理，可能对心理健康产生负面影响。

并不清楚自己为何会受到这样的对待。如果这种待遇是正当的，个体通常会愿意接受，并不会因此感到悲伤。然而，当这种待遇实际上是不正当的，个体应当通过正当的反应表达愤怒，例如说“怎么能这样对我呢!”之类的话。但实际上，个体往往不会这样做，而是陷入自我怜悯，甚至欺骗自己，声称自己并不愤怒。这种情况在抑郁症患者以及所谓的“善良人的自卑感”人群中较为常见。

那些自认为善良的人通常带有悲伤的情绪，但这种悲伤背后其实隐藏着一种自我尊重的渴望，常以“敢把我怎么样!”的愤怒形式表现出来。在抑郁症患者中，许多人因对现实的消极看法而无法享受戏剧性现实的虚构，部分原因在于他们深陷自怜之中。自怜使个体过度专注于自身，表面上看似悲伤，实则忽略了周围环境。因此，自我怜悯是一种自私的情感，可以视为“请爱我”的另一种表达。从这一角度来看，自怜与自爱紧密相关。意识到这种自我怜悯，即自我尊重的欲望和自爱的确认，能引导人们摆脱自怜的困境。认识到内心的力量，会激发个体直接面对自我的欲望。前面提到的案例1–1中的美静便属于这种情况。

对于悲伤有回避倾向的来访者，他们往往会避开自怜的情感，转而表现出过度的快乐或愤怒。正如杰弗里·格林伯格（Jeffrey Greenberg）所指出的，这些来访者会用愤怒、快乐或无力等次要或工具性的情绪来替代悲伤。因此，治疗师需要注意到这一点，并分析来访者的感情。对于那些经常发火却不明原因，或对任何刺激都持续保持笑容的来访者，治疗师首先需要提供一个能够充分感受悲伤的环境。在这种情况下，快乐和愤怒成为隐藏悲伤的面具。如果来访者未能认识到这一点，他们就无法正确理解任何情况。因此，只有当来访者意识到自己的感情是工具性的——即次要性的情绪时，他们才能感受到关心的方向指向自己，进而感受到对自己的怜悯。这意味着，他们可以开始探索自己的内心世界。

感情的缺乏，其中也感受不到悲伤，是反社会性人格障碍（ASPD）的代表性特征。青少年时期的品行障碍也属于这一范畴。

习惯于恶行和说谎的青少年对社会规范缺乏认识，毫无顾忌地无视他人的权利，侵犯他人的权利。而且对自己的错误行为没有负罪感，因此不负责任。案例2–1中的民秀就属于这一范畴。虽然与其他孩子相比，先天冲动性和感觉追求性高也是原因之一，但同时，他也是经常经历在环境上只能阻断感情的情况。最近韩国社会的一大问题之一的欺凌和受害–加害现象，源于很多青少年暴露在暴力中，这源于这种只能自行切断感情的环境。因此，在为他们进行的治疗中，最重要的是引导他们先感受到悲伤。

悲伤是大多数故事中最为常见的情感，它并非孤立存在，而是常常与其他情感交织在一起。悲伤有时表现为愤怒和怨恨，有时又与无力、挫折、忧郁、不安、自卑感、羞耻心、嫉妒等多种情感相互作用。因此，为了认识和理解悲伤，人们常常借助各种故事来探讨这一复杂的情感。这些故事包括像《丑小鸭》这样描绘自我认同感的故事，以及像《汉塞尔与格雷特尔》和《大力士姐弟》这样讲述被遗弃的失落感的故事。此外，还有像《灰姑娘》这样因身份颠倒而遭受痛苦和悲伤的故事。

安徒生的《卖火柴的小女孩》是体验纯粹悲伤情感的最佳故事。在这个故事中，卖火柴的小女孩的悲伤没有其他情感可以替代。故事并未详细描述小女孩的悲伤，而是通过展现她的可怜处境来传达情感。对于小女孩而言，不存在自私或利他，她只是单纯地存在着。当小女孩点燃火柴死去时，读者可能会觉得这是理所当然的，并不感到悲伤。甚至像故事中的小女孩一样，在与奶奶重逢后感到幸福。因此，《卖火柴的小女孩》可以被视为对存在本身的悲伤的深刻体现。

为了更好地认识和理解自身所经历的悲伤情感，个体可以通过体验和反思前面所列举的各种故事来确认自己悲伤的多种形态。这些故事涵盖了从自我认同的困惑（如《丑小鸭》）到被遗弃的失落感（如《汉塞尔与格雷特尔》和《大力士姐弟》），再到因身份颠倒而遭受的痛苦（如《灰姑娘》）。通过这些故事，个体能够识别悲伤的不同光谱，从而更全面地理解自己的情感体验。与此同时，如果个体能够经历像《卖火柴的小女孩》中所描绘的纯粹悲伤，那么他们将能够更加清晰地认识到自己所感受到的悲伤的本质。这种纯粹的悲伤体验类似于前面所比喻的人物与角色之间的关系：通过深入体验悲伤这一情感，个体能够更深刻地理解自己当前所感受到的悲伤的具体形态。

下面将以一个女学生的事例为中心进行说明。①《卖火柴的小女孩》的故事概括如下：

在风雪交加的圣诞夜，一位卖火柴的小女孩走上街头，试图售卖火柴以换取些许收入。然而，尽管她努力推销，却无人愿意购买她的火柴。随着太阳落山，小女孩意识到自己未能卖出一根火柴，于是她收集起未售出的火柴，准备回家。在回家的路上，她看到家家户户灯火通明，这让她感到更加寒冷和饥饿。为了取暖，她不由自主地在一家窗户边跺脚。

小女孩站在那里，透过窗户窥视着屋内的温馨场景。屋内有一台温暖的暖炉，旁边是一棵装饰精美的圣诞树，树下摆放着精美的礼物包。白色的餐桌上摆满了诱人的食物，烤鹅肉的香气扑鼻而来。在一年的最后一天，这家人似乎正准备聚在一起享受一顿丰盛的晚餐。屋内有母亲、父亲，以及与卖火柴的小女孩同龄的女儿和儿子，他们围坐在一起，脸上洋溢着幸福的笑容。小女孩呆呆地看着这一幕，被屋内的温馨和幸福深深吸引，随后她转身蹲在了那里，沉浸在自己的孤独与寒冷之中。

由于寒冷难耐，小女孩开始一根根地点燃那些未售出的火柴。每当她点燃一根火柴，看着那漂亮的火苗，她便感觉仿佛置身于温暖的

① 从现在开始，我将采用相同的结构来阐述所涉及的情感。首先，从相关情感的故事中选取一个。所选故事展现的是所谓的纯粹情感或情感的极致内容。“作业内容”是对与研究生共同进行的工作进行简短整理的部分。“作业日志”记录了研究生对自己经历作业的感想。每个人对情感的描述各不相同。“作业评价”包含了治疗师对作业完成者的经验和作业本身的主观分析。采用这种整理方式的原因在于，本书旨在阐述情感模型戏剧治疗。在戏剧治疗中，不可能进行完全相同的作业，只能根据每期的具体情况和参与者的状态即兴进行。因此，在实际作业中，应根据对象和氛围自由变形并适用。

炉火旁。然而，每当她试图伸手去感受那份温暖时，火柴便熄灭了。第二次点燃火柴时，她看到了摆满食物的餐桌，那一刻她感到无比幸福，但当她伸手时，火柴再次熄灭。小女孩继续点燃火柴，每次火柴燃烧时，她心中渴望的事物便一一呈现。当只剩下最后一根火柴时，她满怀期待地划亮了它。在那最后一抹火光中，她看到了已故的奶奶。小女孩恳求奶奶带她一起走。

第二天早晨，路过的人们发现了已经死去的小女孩。她看起来就像是在熟睡，脸上带着幸福的微笑，周围散落着燃烧过的火柴。围观的人们纷纷议论："多可怜啊，怎么会死在这里?""这孩子真倒霉，竟然会死在这儿。""她的父母究竟是谁?""她大概是想用火柴取暖吧，真是傻。""多漂亮的孩子，太可惜了，年纪还这么小。"

【案例：3–2】

1. 作业内容

（1）身体感知：闭上眼睛，躺下，回想一种情感（如喜悦、愤怒、悲伤、恐惧等），并寻找能够感受到这种情感的身体部位（如脸、颈部和肩膀、腿、手、背、腹部等）。

（2）原型形象联想：回想与该情感相关的原型形象（如鸟、动物、树木、风、光、水、火等）。

（3）情感房间探索：想象一座房子，打开各个情感的房间，进入并观察。

（4）意识形态世界之旅：尽情地走向意识形态的世界，探索内心深处的思想和观念。

（5）俯瞰人间世界：俯瞰人间世界，想下去的时候就去，观察和感受周围的一切。

（6）想象8岁的"卖火柴的小女孩"：具体想象8岁的"卖火柴的小女孩"想和谁住在哪里，探索她的内心世界和愿望。

（7）角色扮演：4人一组，结对后成为卖火柴的小女孩，进行即兴角色扮演，体验卖火柴的过程。

（8）角色分享：分享自己扮演了什么角色，感觉如何，探讨角色扮演过程中的情感体验。

（9）具体场景探索：去卖火柴的地方，在回家的路上（具体）停在某个地方（如家、店铺、百货商店等），看看里面。然后180度转身，点燃火柴，探索以下内容：

①想见的人

②对不起的人

③最后许愿后带走的人

（10）卖火柴的小女孩的结局：想象卖火柴的小女孩死了，第二天早上传来的三句话。通过这些话语，探讨小女孩的内心世界和周围人的反应。

本次作业旨在通过一系列身体感知和想象练习，帮助参与者深入探索和表达自己的情感。首先，通过身体感知和原型形象联想，参与者能够识别和连接身体与情感之间的关系。随后，通过情感房间探索和意识形态世界之旅，参与者进入内心深处，观察和体验不同的情感和思想。俯瞰人间世界和具体场景探索则让参与者从外部视角观察和感受周围环境，进一步深化情感体验。

在角色扮演和角色分享环节，参与者通过扮演“卖火柴的小女孩”，体验和表达与这一角色相关的情感。通过具体场景探索，参与者在想象中点燃火柴，探索内心深处的愿望和情感，包括想见的人、对不起的人以及最后许愿后带走的人。最后，通过想象卖火柴的小女孩的结局，参与者探讨小女孩的内心世界和周围人的反应，进一步理解悲伤和同情等复杂情感。

2. 作业日志

在本次作业中，我首先躺下，一边回想起不同的情感，一边感受身体的哪个部位对这些情感的反应更为强烈。令人惊讶的是，每种情感所对应的反应部位都不相同。特别是在感受到恐惧时，心跳明显加速，这种生理反应让我更加清晰地认识到情感与身体之间的紧密联系。随后，我将圆形的形象制作成“风”，并开始在意识形态的世界中行动。尽管这些动作看起来有些滑稽，但它们让我感到更加有趣和自由。我发现自己非常喜欢在这个世界中生活，甚至不想离开。然而，出于作业的要求，我还是勉强地回到了人间，成为一个8岁的卖火柴的小女孩。

在开始扮演卖火柴的小女孩之前，我好奇前面的作业与这个角色之间有何关联。通过用身体感受情感并塑造原型形象，我自然地过渡到了人间的情境中。这种从抽象到具体的过渡让我对情感的表达有了更深刻的理解。接下来，我们分成4人一组，每个人都针对“为什么卖火柴”和“在哪里卖火柴”的问题进行了即兴表演。我主要扮演了一个处于矛盾状况的小女孩。虽然表面上我扮演的角色似乎在妨碍小女孩，但内心却感到抱歉和可怜。这种矛盾的情感体验让我更加深入地理解了角色的复杂性，以及情感在角色扮演中的重要性。

我扮演的卖火柴的小女孩家境贫寒，被迫到别家当佣人。临行前，我对父母承诺会顺利回家，让他们放心。然而，当我带着火柴来到生活富裕的小区售卖时，我内心充满了矛盾。尽管感到羞愧，我还是闭上眼睛，鼓起勇气开始叫卖。在售卖过程中，我遇到了一位前来诈骗的大叔，这让我感到极度沮丧，但我并未放弃，继续尝试推销火柴。由于火柴始终卖不出去，我尝试采用“买一送一”的促销方式，但依然无人问津。最终，村里的阿姨将我赶出了售卖地点。尽管遭遇挫折，另一位阿姨却给予了我温暖。她一边为我指定一个安全的售卖地点，一边鼓励我继续卖火柴，并且还买了一根火柴以示支持。虽然我对她的身份感到好奇，不断询问“你是谁”，但内心对她充满了感激。然而，这种温暖并未完全驱散我心中的酸楚。随后，一位叔叔走过来，关切地问我是否感到寒冷，并询问我是否卖出了很多火柴。就在这一刻，我的眼泪不由自主地涌了出来。尽管我一直努力强忍泪水，但在这种触动情感的瞬间，眼泪还是流了下来。

在面对那些对我发火并赶我走的人时，我表现得比较坚强，试图掩饰自己的脆弱。然而，当遇到那些袒护我、照顾我的人时，我会更加慷慨地多给他们一些火柴，以此表达我的感激之情。这种复杂的情感体验让我深刻体会到，卖火柴的小女孩在面对不同的人和情境时，内心既有坚强也有脆弱，既有希望也有失望。通过这次角色扮演，我更加深入地理解了角色的情感复杂性，以及在困境中人性的温暖与冷漠。

在归途中，我进入一家餐厅，目睹了一家人围坐在蛋糕旁，点燃蜡烛并齐声歌唱的温馨场景。他们所流露出的幸福气息令我深受触动，不禁勾起了我对往昔家庭美好时光的回忆。曾经，我们一家人也拥有过如此其乐融融的瞬间，然而如今却再难重现。这种对比使我心中涌起难以言说的伤感。

这又让我联想到了卖火柴的小女孩。她在点燃第一根火柴时，脑海中浮现的是对弟弟的思念；第二根火柴燃起时，她满心愧疚，觉得自己辜负了家人；到了第三根火柴，她唯一的愿望便是让家人免于知晓自己的离世。最终，是阴间使者带走了她。她去世后的次日清晨，人们的话语声此起彼伏："这真是太可怕了""这孩子真可怜啊""房价怕是要下跌了，真是倒霉透顶"。尤其是听到第三句话时，我仿佛能体会到小女孩在闭上眼睛的那一刻，内心所渴望的彻底消失，以逃避这世间的冷漠与残酷。

在撰写日志的过程中，我愈发感受到自己的情感在每一个字句间不断累积，却始终难以酣畅淋漓地宣泄而出。这种压抑感使得悲伤愈发浓烈。这似乎与卖火柴的小女孩所经历的至深悲哀有着异曲同工之妙，而这种情感体验又让我觉得似曾相识。通过这次作业，我深刻体会到情感的复杂性和深度，以及在面对冷漠与残酷时，个体内心的渴望与挣扎。

3. 作业评价

本项作业是在单一周期程序中开展的，对象为戏剧治疗专业24名研究生所构成的较大规模群体。该群体成员身心健康，作业目标旨在引导参与者深入体验纯粹的悲伤情感以及与自身产生的疏离感，进而清晰地认知自身的悲伤情绪。作业初始阶段，通过将身体与情感紧密相连，促使参与者放松身心，借助身体的体现来真切地感受情感。若能开展此类放松与想象练习，积极构建意识形态领域的虚构空间，将更易于参与者投入其中。大多数参与者之所以能够毫无障碍地化身为原型形象，细致审视自身的情感世界，并与其中的情感产生交汇，正是因为有了这一前期铺垫作业的助力。

让参与者沉浸于意识形态世界，目的在于使其体验与后续悲伤情感形成鲜明对比的状态。在该意识形态世界中，一位参与者表达了不愿成为“风”的想法，随后却化身为卖火柴的小女孩。这一转变并非单纯因未能充分体验自由，但从后续作业的关联性来看，将其解读为一种回避倾向或许更为合理。此后，该参与者呈现出截然相反的复杂反应：一方面，他/她阻碍小女孩角色的正常展现，另一方面，内心又为此感到愧疚；一方面，提及家境贫寒需去当保姆，另一方面，却前往富人区售卖火柴；一方面，得益于一位大婶的帮助得以卖火柴，另一方面，内心却始终充满怀疑；此外，还表现出对家人依恋与关心以及对他人冷漠等相互矛盾的倾向。

在本次戏剧治疗作业中，参与者在体验纯粹悲伤情感时遭遇了困难。原因在于其第一时间表现出来的情感底层潜藏着愧疚与负罪感。然而，有必要深入探究其产生愧疚与负罪感的缘由。在戏剧性的现实情境中，她不顾父母的反对，毅然决然地将自己送至他人家中（可视为一种被舍弃的状态），并且还表现出一种无所谓的态度，反而是以非常积极的姿态主动去赚钱。这种行为体现了一种傲气，使得她在该状态下难以充分经历纯粹的悲伤。正如前文所述，“唯有能够接受失去”，个体才能清晰地认知到自己当下的情感状态。

参与者对父母表现出顺从行为的根源究竟为何？甚至在故事最后，其希望家人不知晓自己的死亡又是基于何种心理？是否是因为其内心拥有过强的自信或自我存在感呢？从即兴剧中观察到的参与者对家人以外的人所展现出的堂堂正正、自信满满的行为来看，这种倾向似乎是显而易见的。然而，为何参与者会对家人抱有如此强烈的歉意呢？究竟犯下了何种错误？再从参与者情感的逐渐累积，直至产生“无法痛快爆发的悲伤”这一状态来看，在家庭环境中，其自我存在感显得极为薄弱。为何参与者会根据对象的不同而展现出截然相反的自我存在感呢？或许在其歉意与负罪感的背后，隐藏着无法直接表达出来的愤怒与怨恨。当死后传来的话语中出现“真倒霉”时，参与者想要消失的念头，也正体现了这种内心的矛盾。这很可能是家庭内部未能得到充分认可的自我存在感所导致的结果。参与者可能是为了掩盖这一缺陷，而对家人以外的人表现出傲气。但是，即便如此，也不能将其简单归结为对存在本身的悲伤，而应视为多种复杂情感的交织。

在这样的情形下，参与者很难真正经历纯粹的悲伤，并将其内化为自己的情感体验。因此，在后续的活动中，参与者应当经历愤怒阶段。通过愤怒，参与者能够更真切地审视自己的情感，经历其他各种情感之后，再遭遇纯粹的悲伤，这一过程是十分必要的。

《卖火柴的小女孩》这一故事固然蕴含着悲伤的元素，但这种悲伤并非单纯源自小女孩所处的贫穷与困境。尽管小女孩的处境令人同情，但她始终在竭尽全力地生活。在寒冷的天气里，她赤着脚售卖火柴，对于自己内心渴望的需求，她也会做出忠实而积极的回应。她一边点燃火柴，一边尽情地想象着自己所向往的一切。

倘若小女孩陷入过度的自怜，认为自己过于可怜，那么她将一事无成，只会沉浸在无尽的泪水中。然而，与之相反的是，小女孩努力去做自己力所能及的事情，展现出坚韧不拔的精神。她年幼力薄，尚不具备对自己或他人进行复杂思考与评判的能力。她尤其无法陷入自怜的境地，甚至未曾知晓自怜为何物。对于周遭给予她的一切，小女孩毫无质疑，视之为理所当然。对她而言，点燃火柴是在那一刻所能做出的最佳选择，也是最恰当的行动。正是凭借这种努力生活的态度，小女孩得以在故事的结局中跟随奶奶幸福地离世。在本故事中，与自我怜悯相关的悲伤体验正体现在这一场景：小女孩看着自己从出生到离世的全过程，能够接受那些称她为可怜之人的话语。这种毫无杂质的自我怜悯，纯粹而真挚，其中不掺杂任何其他情感。

通过依次点燃三次火柴的情节设计，来访者被引导去认识纯粹情感以及自身与这种情感之间的距离。在点燃第一根火柴时，来访者被允许自由地去想象并观看自己所渴望的事物，在幻想中达成目标，从而体验到一种自我满足感。这一阶段为来访者提供了一个安全的空间，让他们能够探索内心深处的愿望和欲望。经历这一阶段后，在点燃第二根火柴时，参与者将面临与他人关系之外的分离情境。这一环节往往引发来访者强烈的情感反应，许多来访者在此环节会流下泪水。这不仅是表达歉意的方式，也反映出他们尚未做好迎接死亡的心理准备。这一阶段的分离体验，使来访者感受到与他人关系的脆弱性和生命的有限性。

最终，在点燃第三根火柴时，来访者遇到引导自己走向死亡的存在，进而体验到与生活的彻底分离。这一阶段的体验最为深刻，它不仅涉及对死亡的直面，还涉及对生命意义的反思。在小女孩去世后的第二天，当来访者听到人们台词中所透露出对她可怜的评价时，他们感受到了一种难以用语言精准描述的微妙情感。换言之，来访者借此体验到了与卖火柴的小女孩所表现出的纯粹自我怜悯之间存在的距离感。

然而，为何有必要经历所谓的纯粹情感呢？这或许是因为借助这种情感，个体能够以最为客观的视角来认识自己。实际上，准确界定纯粹情感的概念并非易事，其边界往往模糊不清。即便如此，我们仍可尝试设定一种在情感上具备普遍共鸣的典型特质。从这一层面而言，纯粹情感可与角色的典型性相类比。它作为一种衡量标准，用以检验我们作为一个人的情感状态，从而评估自身在情感层面的健康与完整性。通过体验纯粹情感，来访者不仅能够更清晰地认识自己的内心世界，还能够更好地理解自己在情感上的需求和局限。

二、愤怒与恐惧

人是通过恐惧进入伦理世界的，而不是通过爱进入的。

——保罗·里库尔（Paul Ricoeur）①

21世纪被标记为“治愈的时代”，这一标签具有双重含义。一方面，它象征着我们在社会和文化层面上的生活质量得到了显著提升，人们开始追求内心的舒适与安宁。然而，另一方面，它也可能暗示着社会已经出现了一定程度的病态化。尤其是在身体、性、语言暴力日益泛滥的当下，愤怒这种情绪成为我们特别需要警惕的对象。愤怒不仅给人们带来身心的疲惫，还会引发不安和恐惧。从医学角度来看，愤怒调节障碍已被单独从情绪障碍中区分出来，这进一步表明愤怒情绪不仅令人感到辛苦，还可能对个人和社会产生负面影响。

弗洛伊德，作为精神分析学派的创始人，将愤怒视为与性欲并列的问题最多的本能冲动。而理查德·拉扎勒斯（Richard Lazarus）则从另一个角度对愤怒进行了阐释。他认为，情绪是为了实现特定目标而形成的，愤怒的产生往往是为了维护个人的自尊心。当个人的自尊心受到伤害时，愤怒便成为一种恢复自尊的手段。这种观点将愤怒视为一种具有正当性的情感，不是单纯的消极情绪，而是具有积极的一面。在治疗实践中，愤怒的表达暗示了积极的可能性。因为，如果一个人选择隐瞒、回避，不以任何形式暴露自己的愤怒，那么情况可能会变得更加困难和棘手。

青少年时期是体验愤怒情绪的高发阶段，这一现象在相关研究中得到了广泛确认。因此，戏剧治疗被认为对青少年尤为有效。根据埃

① 译者注：保罗·里库尔（Paul Ricoeur，1913年2月27日—2005年5月20日）是法国著名哲学家和当代最重要的解释学家之一。他在《恶的象征》中提出，恐惧而非爱是人类进入伦理世界的基础力量。恐惧源于对未知、死亡和社会混乱的担忧，推动人们建立保障自身安全与稳定的伦理框架。里克尔曾在法国斯特拉斯堡大学、巴黎大学、南特大学担任教授，并在美国芝加哥大学、耶鲁大学、加拿大蒙特利尔大学等多所大学担任客座教授。2004年11月，他被美国国会图书馆授予克鲁格人文与社会科学终身成就奖。

里克森的心理社会发展阶段理论，青少年时期属于“自我认同感对认同感混乱”的阶段。在这个阶段，青少年开始深入思考诸如“我到底是谁”“我想成为什么样的人”“其他人怎么看待我”等问题，这些问题常常使他们感到苦恼，甚至彻夜难眠。青少年正处于一个情感高度敏感的时期，他们渴望在同龄群体中获得安全感，与他人分享快乐与悲伤。然而，尽管他们内心感到迷茫和不安，却往往不愿意让他人察觉自己的脆弱，即使受伤或受挫，也会选择隐藏。

在这一时期，青少年容易体验到愤怒情绪，但若能接收到积极的刺激与支持，他们也较易打开心扉。当愤怒成为一种首要且适应性的情绪反应时，若在此过程中能够形成对自己情绪的理解与共鸣，并建立起信任关系，情况则会有所不同。值得注意的是，青少年在愤怒时往往并不清楚自己为何生气。因此，若能与他们共同探索愤怒的根源，他们便可能在不知不觉中理解并接纳那些自己试图隐藏的欲望，进而产生共鸣，从而摆脱负罪感，获得心灵的自由。通过这一过程，他们通常会发现，大多数人的愤怒源于未得到应有的承认，由此产生了委屈、不安和恐惧等情绪。

青少年时期，个体对暴力行为变得较为熟悉，容易陷入麻木和无情的状态，这可能是因为该年龄段正处于青春期“没有理由的反抗”阶段。埃里克森认为，这种反抗是羞耻心的反对，他用“自主性对羞耻心”来解释这一阶段，这与弗洛伊德所描述的2—3岁肛门阶段[①]相似，从行为表现来看，相当于青少年时期。也就是说，青少年时期经常出现的愤怒反抗心理，实际上是源于隐藏羞耻心的行为。

品行障碍主要体现在青少年时期，这一阶段的青少年容易受挫、

① “在补充弗洛伊德的幼儿期精神色情阶段的图式的同时，埃里克森还以弗洛伊德的肛门性特征阶段为基础，提出了有助于确立心理社会自律性的一种图式。其中，自律性可能意味着独立性，也意味着反抗、固执和自我主张。在口腔期，个体可能会形成基本的不信任感；而在肛门期，因羞耻感而发展成社会无罪性的丧失，即“失去脸面”或“厚脸皮”。他们会感到羞耻，因为想沉入人们看不到的国土里而痛苦。很明显，反抗是羞耻心的反对。另外，故意露出臀部意味着没有羞耻心的叛逆动作，这也是有道理的。”（埃里克森，1997）

缺乏耐心、情绪失调且容易愤怒。此外，他们还表现出说谎、暴力和违反规则等特征。品行障碍通常在18岁以前发病，可以说是社交系统的前身。这些青少年在经历青春期时，往往会遭受暴力伤害或成为施暴者，甚至更多的情况是从受害者转变为施暴者。他们大多有过以暴力惹事的经历，其愤怒背后往往隐藏着深深的羞耻心。

在探讨情绪与个体心理行为之间的复杂关系时，愤怒作为一种情绪反应，常被视为一种旨在维护个体自尊心的防御机制。当个体遭受同龄人的伤害时，会瞬间感受到强烈的羞耻、侮辱和丢脸感，同时因担心再次遭遇类似伤害而陷入不安与恐惧之中。然而，若个体反复经历羞耻感，可能会产生一种无法忍受并迅速切断情绪的冲动。在这种情况下，若遇到比自己更弱的对象，个体可能会表现出过度的愤怒。例如，那些频繁遭受欺凌的青少年可能会虐待动物、破坏物品，甚至对家庭中被认为较弱的成员（如母亲或弟弟）施加暴力。这些行为均是反复经历羞耻、恐惧和愤怒情绪后的极端表现。长期处于这种情绪循环中，个体可能会逐渐变得麻木和无情，失去对自身情绪的感知能力。这种状态可被视为品行障碍和社交障碍的早期症状。在这一过程中，愤怒与羞耻心之间还交织着负罪感、怨恨、不安、恐惧、悲伤、忧郁和无力感等多种复杂情绪。

在感情模型戏剧治疗中，愤怒被视为一种需要被正确认知和处理的核心情绪。这种治疗方法通过戏剧元素（如角色扮演、情境再现等）帮助个体理解和表达情绪，从而促进心理健康。对于普通人而言，为了实现更健康的心理状态，有必要对悲伤和愤怒这两种情绪进行深入的自我审视。悲伤与愤怒在表现形式上虽有差异，但其背后所蕴含的内心故事往往具有相似性，即不合理感或失落感。①

所有的感情都明显存在刺激的对象，但明确地理解这一点需要时

---

① 不合理和失落感从受害意识中体现出来这一点上没有什么不同。不合理是自己应该得到的东西，不管它是实际事物还是精神抽象的东西，都是因为没有得到的事实而感受到的。失落感本来是属于自己的，但感觉却来自失去的东西。两种感情都意味着我内心的缺失，从这个意义上讲，伴随着被害意识。

间。愤怒和悲伤，尤其是愤怒，相对容易与对象建立联系。这是因为这两种情绪都首先伴随着底层的不合理感和失落感，即个体将自己视为受害者的认知。悲伤更倾向于指向自我，即个体更关注自身悲伤的情绪体验，而非悲伤的来源。相比之下，愤怒则更多地指向外部对象，个体不仅对自身生气的事实有所感知，更倾向于对引发愤怒的对象产生强烈的情绪反应。因此，愤怒的情绪表现通常更为清晰，也更容易与对象建立联系，但这并不意味着这种现象具有普遍性，因为每个人对情绪的感受、接受和反应方式都存在差异。

在对象关系理论中，个体在人际关系中所展现的行为模式通常与早期和父母（尤其是母亲）的关系密切相关。这一观点得到了弗洛伊德的精神分析理论、沃尔比的依恋障碍理论以及科赫特的自我心理学理论的广泛支持。母亲作为婴儿出生后首次接触的他人，其养育方式对孩子的心理发展具有深远影响。婴儿的自我概念在与母亲的互动中逐渐形成，父母的反应和行为成为孩子自我认知的基础。

依恋理论指出，个体在早期形成的依恋经历会塑造其内部工作模式，这种模式对其成年后的依恋风格和人际关系产生深远影响。例如，童年时期遭受忽视或言语虐待等不良经历可能导致个体在成年后发展出回避型或焦虑型依恋风格。这些依恋风格不仅影响个体的情感表达和亲密关系的建立，还可能与某些心理障碍的发生相关。在治疗过程中，对个体与母亲或父亲的关系进行检查是一个必要的步骤。通过分析个体与父母的关系，可以揭示其在人际关系中所表现出的问题行为模式。家庭故事常常成为治疗中的重要素材，尤其是对于女性患者，这些故事往往会引发与父母之间的矛盾和冲突。例如，在《汉塞尔和格雷特尔》《大力士姐弟》《成为太阳和月亮的兄妹》等故事中，均包含对被遗弃的怨恨、悲伤和愤怒等情感。这些情感反映了个体在早期依恋关系中可能经历的创伤和不满。

所谓纯粹的愤怒是指未与其他情绪（如悲伤、挫折、怨恨、委屈或负罪感等）混杂的情绪状态。这种愤怒并非源于个人利益的驱动，而是完全为了他人，甚至可能是一种愿意自我牺牲的升华情感。然而，在感情模型戏剧治疗中，这种作为肯定性极致的愤怒并不是首要关注的对象。相反，治疗过程中更需要关注的是负面层面的愤怒，因为这种情绪更为常见且易于识别。愤怒通常被视为一种问题性情绪，尤其在人际关系的检查中，其表现形式往往比其他情绪更为明显。因此，通过引导参与者体验负面的愤怒情绪，治疗师能够更有效地识别和掌握治疗的关键因素。例如，通过这种方式可以明确参与者的核心问题、哪些治疗方法可能有效，以及治疗师应采取何种立场。此外，正义的愤怒（即正面的愤怒）最好在参与者能够整理自身情绪并保持平常心的状态下被体验和表达。只有在这种情况下，愤怒才能真正作为一种积极的情感力量被理解和运用。

在探讨负面的纯粹愤怒时，我们需要明确愤怒的本质及其表现形式。愤怒是一种强烈的情绪体验，通常在个体感受到侵犯、不公平待遇或无法满足自身愿望时产生。愤怒往往夹杂着怨恨和委屈，因为它是对自身缺失或失去的刺激反应，本质上包含着对相关对象的不满。纯粹的愤怒并非针对个人利益，而是人类对绝对事物的情绪反应。从人类的角度来看，无法避免的最高丧失是出生本身，而第二大丧失则是出生时与他人不同的事实。在这种极端情境下，愤怒的极致表现可能是自杀或杀人行为。从文学作品的角度来看，《蓝胡子》这一故事可以被视为一种暴露否定性纯粹愤怒的叙事。

《蓝胡子》描绘了一位因蓝胡子而闻名的贵族，他多次杀害妻子，这一情节在故事中呈现出一种极端的愤怒与暴力行为。蓝胡子的蓝色胡须在某种意义上象征着不可挽回的原罪，这种原罪并非来自外在的怨恨或委屈，而是源自他自身无法逃避的命运。相比之下，《姐弟大力士传说》中，姐姐和弟弟出生时均为大力士，姐姐的力气甚至比弟弟还大，这似乎是一种无可奈何的宿命。然而，当母亲更关心儿子而非女儿时，这种行为最终导致了姐弟之间的怨恨。这种怨恨源于母亲的偏爱，使得纯粹愤怒的特质变得模糊，因为这种愤怒更多地与个人的遭遇和情感干预相关。

与之相对，《蓝胡子》故事中并未直接展现蓝胡子对命运的诅咒或对他人的怨恨。蓝胡子的愤怒并非源于对自身命运的不满，而是通过其杀妻行为引发人们对他的恐惧。这种恐惧源于他对妻子的绝对控制以及对秘密的极端保护。故事中，蓝胡子的愤怒并未导向自我厌恶，而是通过其行为展现出一种冷酷的决绝。此外，《蓝胡子》故事的留白部分也值得深入探讨。例如，蓝胡子从出生起全身毛发苍翠的形象、他在父母养育下的成长，以及他所承受的社会目光等，这些都为理解其愤怒情绪提供了丰富的想象空间。通过这些情节，我们可以深入探讨愤怒情绪的根源，以及它如何在个体行为中被极端化。《蓝胡子》故事的梗概如下：

在距离一个村庄稍远处的山坡上，坐落着一座装饰豪华的大城堡，其主人便是蓝胡子。蓝胡子因其独特的蓝色胡须而得名，这一特征使他显得格外丑陋且令人畏惧。他鲜少与人往来，村民们对他心怀恐惧，因为他曾多次娶妻，但这些妻子最终都神秘失踪。

村中有一户人家，家中有两个貌美的女儿和几位勇敢的儿子。某日，蓝胡子向这家人提出，希望迎娶其中一位女儿。大女儿因恐惧而拒绝，但小女儿，也是家中最为美丽的那位，最终答应了蓝胡子的求婚。

在隆重的婚礼结束后，蓝胡子准备与小女儿一同返回自己的城堡。出于对妹妹的担忧，姐姐和哥哥们与她约定，无论何时发生任何事情，只要她发出联系，他们便会立刻赶去。抵达城堡后，蓝胡子带领新娘参观了城堡的各个角落。新娘对那些雄伟华丽的房间感到十分欣喜。然而，蓝胡子在带领她参观时，只是匆匆经过某些房间。新娘注意到这些房间的房门装饰得格外华丽，便询问为何不能仔细查看。蓝胡子回答说，虽然其他房间也都很好，但绝对不能打开那些特定的房间。

经过一段时间，蓝胡子告知新娘他将暂时前往他处，并交付给她一串钥匙。他特别指出其中一把小巧的金钥匙，并再次强调城堡内的所有物品和房间均可随意使用，唯独那间特定的房间严禁开启。在姐姐来访期间，新娘与姐姐相处融洽，但最终未能抵抗住好奇心的诱惑，打开了那扇禁门。当新娘踏入房间的瞬间，她被眼前的景象吓得不寒而栗——房间内悬挂着蓝胡子历任前妻的尸体。惊恐之下，新娘迅速将房门关闭并用钥匙锁上，然而那把带有魔法的钥匙上却留下了血迹，无论如何擦拭都无法消除。

焦急万分的新娘与姐姐一同攀上城堡的顶端，放飞了一只鸽子以向哥哥们传递紧急信号。然而，蓝胡子却意外地提前返回了城堡。蓝胡子向新娘索回了之前交给她的钥匙包，当他发现那把通往禁室的钥匙上沾满了无法拭去的血迹时，他变得异常可怕，并准备杀死新娘。幸运的是，哥哥们及时赶到，成功地杀死了蓝胡子。新娘因此独占了蓝胡子的全部财产。带着这些丰厚的财产返回家乡后，新娘将财产慷慨地分给了姐姐和哥哥们，从此全家人过上了幸福美满的生活。

【案例：3–3】

下面是以《蓝胡子》故事为背景的研究生戏剧治疗作业日志。

1. 作业内容

（1）胎儿状态的体验：参与者被要求想象自己处于胎儿状态，并尝试体验这种感觉，以唤起对生命起源的原始情感和身体记忆。

（2）愤怒情绪的具象化：参与者需制作一个代表蓝胡子及其愤怒情绪的雕像，通过艺术创作将抽象的情绪转化为可视化的形式，以便更直观地理解和表达愤怒的本质。

（3）角色扮演与社会互动：参与者想象蓝胡子在成长过程中因蓝色胡须而遭受周围人的嘲笑，并扮演那些嘲笑他的人。通过角色扮演，参与者能够从外部视角体验社会排斥和羞辱对个体心理的影响。

（4）戏剧化表演：参与者分别想象并创作蓝胡子第一次杀人的情节，然后以小组形式进行戏剧化表演。这一过程旨在通过情境再现，深入理解愤怒情绪如何在极端情境中被激发和表达。

（5）愤怒情绪的再创作：参与者再次制作一个代表愤怒情绪的雕像，通过艺术创作进一步深化对愤怒情绪的理解，并将其与个体的心理和社会经历联系起来。

2. 作业日志

在活动开始时，我躺在地上，感受着空间的广阔与自身微小的存在。闭上眼睛，我开始想象自己是母亲子宫中的胎儿。起初，我在宽广的空间中自由游动，随着身体逐渐长大，空间似乎变得狭小。我感知着对外部世界的反应，舒适地品尝美味，愉快地度过时光。然而，随着时间推移，空间愈发狭小，一种莫名的力量驱使我走向外界。这一过程充满艰辛，外部世界既可怕又寒冷。我必须为了生存而努力，为了获得他人的关注而奋斗。然而，没有人爱我，没有人欢迎我。从出生开始，我就被冷落了。

随着成长，我想象自己长成了蓝胡子。人们对我指指点点，有时当面辱骂我，有时像看虫子一样看待我。辱骂和躲避我，这些我还能忍受，但那些看着我嘲笑、窃窃私语的行为最让人难以忍受。被彻底无视的感觉尤为痛苦。在活动中，我扮演了那些嘲笑蓝胡子的人，责备他、躲避他，甚至走过去打他。我试图命令蓝胡子发怒，但我却将他本应避开的威胁性视为令人厌恶和需要消除的对象。

通过这一过程，我意识到，这种对蓝胡子的排斥和攻击，实际上是我内心深处对被忽视和被排斥的恐惧的一种投射。蓝胡子的愤怒并非无缘无故，而是源于长期被忽视和被排斥的痛苦。他的行为虽然极端，但却是他试图保护自己免受伤害的一种方式。通过这次活动，我深刻体会到，愤怒和孤独的情绪背后，往往隐藏着被忽视和被排斥的创伤。蓝胡子的故事让我意识到，这些情绪并非无理取闹，而是个体在面对极端困境时的一种自我保护机制。

我创作的蓝胡子故事如下：

蓝胡子出身于一个显赫的财阀家族，父母极为重视名誉与地位。然而，他出生时嘴唇扭曲并带有疤痕，这在父母眼中被视为瑕疵，使他们感到丢脸。因此，他们严格限制孩子的行动，仅允许其在得到明确许可的情况下出门。未经允许擅自外出时，孩子会遭受父母的严厉殴打。这种极端的管束导致孩子在成长过程中极度郁闷，内心渴望自由地外出。随着年龄的增长，孩子愈发频繁地偷偷外出，但每次被仆人发现并告知父母后，他都会遭到更为残酷的惩罚，甚至被打至晕厥。父亲在施暴时尤为暴力，导致孩子的脸部伤痕累累，肤色逐渐变黑，疤痕也愈发明显。父母对孩子的外貌愈发不满，进一步限制了他的自由。进入青春期后，孩子因父亲的暴力而伤痕累累的疤痕处开始长出蓝色的胡子。父亲看到后，即便孩子不再擅自出门，也会无端对他施加暴力。孩子在频繁遭受殴打后，身心俱疲，对父亲的暴力充满了恐惧。最终，在一次父亲独自对孩子的猛烈攻击中，孩子感到自己濒临死亡，于是奋起反抗，阻止了父亲的残忍暴力，并最终杀死了父亲。

在本次课程中，由于时间限制，我未能完成预定的愤怒主题作业，这让我感到十分遗憾。原本我计划通过创作和戏剧化表演进一步探索愤怒情绪，但由于课程提前结束，我无法亲身经历这一过程，也无法直接体验戏剧化表演中的实际感受。尽管如此，我仍通过参与其他组员的作业，记录并反思了一些重要的体验和感受。

（1）在参与其他组员作业时，我扮演了蓝胡子朋友的角色。这一角色的设定是触碰并无视蓝胡子的弱点，而蓝胡子对任何轻微的忽视或嘲笑都会表现出极度的愤怒。起初，我将这种嘲笑视为一种有趣的挑衅，认为蓝胡子对此无能为力，因此也加入了嘲笑的行列。然而，当蓝胡子突然发起攻击时，我意识到事情远比我预想的严重。原本以为能够轻易阻止他，但蓝胡子的愤怒如山岳般压来，我被他的力量所压倒，无法使出全力抵抗。尽管我拼命挣扎，但最终还是比预想中更容易被压制。这一经历让我深刻体会到愤怒的力量和不可预测性，以及在情绪失控时个体可能表现出的极端行为。

（2）我参与了蓝胡子因对漠不关心的父亲和冷嘲热讽的母亲而产生愤怒的场景。按照设定，蓝胡子本应对冷漠且讥讽的父母充满愤怒，并表现出强烈的杀意。然而，实际表演中，事情并未发展到如此严重的地步。尽管蓝胡子对父母的愤怒情绪显而易见，但在表演过程中，这种愤怒并未转化为极端的暴力行为。这一现象可能反映了愤怒情绪在实际情境中的复杂性，以及个体在面对家庭关系时的矛盾心理。蓝胡子的愤怒虽然强烈，但在表演中并未完全释放，这或许揭示了愤怒情绪的表达受到个体内心冲突和社会规范的双重制约。

在观看蓝胡子戏剧化作业的过程中，我作为观众对角色的行为和情感表达有了新的理解。首先，两位父母的行为并非如预期中的冷嘲热讽。父亲虽然没有直接表现出对孩子的关注，但从其行为中可以感受到一种暗中的担忧，这表明他并非完全冷漠。母亲虽然言辞激烈，甚至说出“死在外面”这样的话，但这种激烈的情绪更多是源于内心的伤心和争吵，而非对孩子真正的轻视或漠不关心。在这种复杂的情感交织中，扮演蓝胡子的参与者虽然最终让愤怒涌上心头，但并未呈现出超越内心愤怒的极端行为，也没有在作业中“杀死”父母。事实上，孩子似乎也感受到了父母并非真正轻视他，这种情感的复杂性使得蓝胡子的愤怒未能完全转化为极端的攻击性行为。

在蓝胡子戏剧化作业之前，我通过制作雕像来表达愤怒情绪。当时，我蹲下身子，塑造了一尊用拳头砸地板的雕像，这种愤怒是向内的，仿佛是对自己的不满和指责。然而，在完成蓝胡子戏剧化作业后，我再次制作了一尊愤怒的雕像，这次我塑造了一尊掐住对方脖子、进攻性强且面向外部的雕像，明显表现出对外部的愤怒。通过这种对比，我意识到蓝胡子的愤怒在戏剧化过程中发生了转变：从最初的自我指向，逐渐向外投射，指向那些他认为伤害自己的人。

这一转变引发了我对蓝胡子愤怒本质的进一步思考：如果我完全置身于蓝胡子的角色中，我的愤怒雕像会是什么样子？它会像戏剧化作业后那样面向外部，表现出强烈的攻击性，还是会回归到最初面向内部、指向自我的状态？这种对愤怒方向的思考揭示了愤怒情绪的复杂性和动态性，它既可以是对自身困境的反思，也可以是对他人行为的反抗。在蓝胡子的故事中，愤怒的表达并非单一的，而是受到个体内心感受和外部环境的双重影响。

3. 作业评价

本期作业以与此前悲伤主题相同的集体为对象，采用单期程序进行，旨在让参与者清晰地认识到自己对愤怒情感的看法。然而，蓝胡子的故事并非容易引起共鸣的内容，甚至可能令人感到不安和毛骨悚然。因此，在听到故事后，许多参与者害怕自己仿佛变成了蓝胡子的妻子，这种恐惧感进一步加剧了故事的戏剧性。为了戏剧化地呈现这个故事，首先需要明确以蓝胡子为主人公，并深入理解他为何会采取那样的行为。在开始戏剧活动之前，参与者被引导成为胎儿，体验在母亲子宫内的幸福。这一环节不仅是实现上述目标之前的准备活动，也是为了在身体和精神上进行放松的热身。

原本预期幸福出生的参与者们，现在却变成了蓝胡子，开始遭受他人的冷落和拒绝。由于自己甚至都不知晓的外形缺陷，蓝胡子的童年充满了孤独。他深知，人们疏远他并非因为他自身的过错，而是源于一种命运上无法解决的“原罪”。因此，他有时会因外部的目光而感到自我厌恶。然而，他并未深陷其中，而是将这种愤怒情绪转向他人，开始处决那些他认为伤害自己的人。对于蓝胡子而言，杀人是一种愤怒的行为，是他试图通过极端方式来应对内心深处的孤独和被排斥感。

该参与者未能将自己的故事戏剧化，可能源于其在日常生活中难以充分表达愤怒情绪。因此，在创作故事时，参与者不自觉地设定了一个暴力的父亲角色，这一角色对蓝胡子施加了极端的恐惧感。在故事中，蓝胡子平时无法充分表达愤怒，但在遭受父亲的暴力虐待、被打得死去活来后，为了生存而杀死了父亲。这种极端行为可以被视为一种自我保护的手段，同时也是对最初愤怒情绪的守护 —— 在某种意义上，这是最高级别的愤怒表达。因为父亲不仅是将他带到这个世界的人，也是加害者的原型。

参与者对这种杀人行为包含恐惧情绪是非常合理的。如果没有像父亲那样对蓝胡子施加实际暴力的对象，他就不会对那些没有正当理由、单纯不理睬自己的人感到愤怒。然而，对于这位难以表达愤怒情绪的参与者来说，为了走向愤怒，他必须先经历恐惧。

在活动初期，参与者通过雕像表达的“我”的愤怒更接近于自我厌恶，这种对外部的恐惧使得愤怒情绪转向了自己。但在经历戏剧活动后，参与者形成的蓝胡子雕像变成了对外部愤怒的表现。尽管这种体验并非以主人公的身份直接呈现，而是通过作为周边人物的间接经验获得，但具有独特认知能力的参与者可以通过剧情表达来守护自己的愤怒情绪。

经历愤怒情绪的意义在于认识到愤怒本身并非一种不良情感。愤怒本质上源于保护自己的意图，通过这一情感，个体可以洞察到自己真正渴望的事物。然而，那些几乎无法表达愤怒的参与者往往深陷自我怜悯之中，难以认识到愤怒背后隐藏的自我保护动机。因此，正确认识愤怒的实质对于根据具体情况做出恰当反应是必要的。

不安和恐惧也是阻碍个体正确表达愤怒的重要因素。这些情绪可能导致个体在面对不公与失落时，无法做出适当的回应。勇气的缺失可能是其中原因之一。然而，正如来访者所指出的，恐惧亦可成为通往愤怒的途径。对于那些冲动地表现出强烈愤怒的情况，其背后往往隐藏着羞耻心和恐惧感。因此，相较于直接体验愤怒，引导个体逐渐感受和表达羞耻感可能更为有效。首先，通过分享每个人都会感到羞耻的事情，能够带来安心与舒缓的效果。这是因为羞耻心往往源于个体错误地认为只有自己存在问题，而通过分享可以发现这种感受是普遍存在的。这种认知能够帮助个体减轻对羞耻感的过度关注，从而更好地理解和表达愤怒情绪。

在探讨戏剧化表现暴力场景（如《蓝胡子》中的杀人情节）时，可能会有人担心这种虚构行为对来访者（尤其是熟悉暴力的失足青少年）存在潜在危险。然而，通过戏剧化表现来访者反而能够更正确地认识现实。在日常生活中被忽视的伦理态度，通过戏剧化表现能够自然地被身体所掌握。这种现象可能源于戏剧表演中“我”的悖论性角色——既是观众又是演员，既是角色又是自己。这种瞬间的自我认知能够为现实带来明确的理解。戏剧的悖论在于，其虚构性既是事实，又不是事实。[①] 正是这种双重性使得戏剧成为一种独特的认知工具。

在感情模型戏剧治疗中，正确体验愤怒情绪至关重要。只有通过这种体验，个体才能正确认识他人的刺激，并做出适当的反应。例如，如果个体遭受了不公正的待遇，那么感到愤怒是正当的；反之，如果不存在不公正的待遇，个体则需要承认并接受这一事实。当个体能够明确表达负面的愤怒情绪时，他们将逐渐学会区分“为了自己的愤怒”和“为了他人的愤怒”，即神圣的愤怒。这种区分不仅有助于个体更好地管理自己的情绪，还能促使他们在面对不公正时采取积极的行动。

三、自我厌恶

所谓美，就是无论何时都是完整的，但像人类一样具有局限性的总体形象。与此相反，我们称之为“丑”的不是人类，而是与完全宇宙相协调的整体的一部分。

—— 维克多 · 雨果（Victor Hugo）[②]

奥斯威辛集中营（Auschwitz–Birkenau）是纳粹德国时期建立的

① 类似的例子有精神分裂症患者。他们平时经常没有认清现实，陷入妄想之中。因此，有人担心，如果他们接受戏剧治疗，反而会产生反效果。但实际上，结果却恰恰相反。即，他们通过戏剧对现实的认识更加明确。这也是戏剧悖论的结果。

② 译者注：维克多 · 雨果（Victor Hugo，1802年2月26日 — 1885年5月22日）是法国19世纪前期积极浪漫主义文学的代表作家，人道主义的代表人物，法国文学史上卓越的资产阶级民主作家，被人们称为“法兰西的莎士比亚”。他出生于法国贝桑松的一个军官家庭，从中学时代开始文学创作，其作品包括26卷诗歌、20卷小说、12卷剧本、21卷哲理论著，合计79卷。代表作有《巴黎圣母院》《九三年》和《悲惨世界》。雨果不仅是一位文学巨匠，还积极参与政治活动，支持平等、自由和博爱的理念，曾因反对拿破仑三世而被放逐国外。他的创作技巧结合了现实主义和浪漫主义，作品在法国及世界有着广泛的影响力。

最大集中营和灭绝营，位于波兰克拉科夫西南60千米的小城奥斯威辛。它是纳粹德国“最终解决方案”的核心实施地，不仅是屠杀犹太人的主要场所，更是纳粹价值观的极端体现。集中营入口处挂着“劳动带来自由”（Arbeit Macht Frei）的匾额，这是一种极具讽刺性的宣传，旨在欺骗囚犯并剥夺他们的人性，将他们视为工具而非人类。在奥斯威辛集中营，囚犯们被剥夺了个体身份，被迫在极端恶劣的条件下进行强制劳动。他们的头发被剃光，左前臂被刺上登记号码，穿着破烂的条纹制服，生活在简陋的囚房中，食物稀缺且质量极差。这种非人的待遇使得囚犯们失去了自由，只能像蚂蚁一样劳作，随时可能因饥饿、疾病或暴力而死去。尽管囚犯们原本生活在尊重人类尊严的社会中，但在奥斯威辛，他们瞬间跌入深渊。尽管他们是人，却不再被视为人，只能像虫子一样被驱使和利用。这种境遇不仅剥夺了他们的自由，还引发了囚犯们对自身的否定，进而产生了无限的憎恨和自我厌恶。奥斯威辛集中营不仅是纳粹种族灭绝政策的象征，更是人性在极端环境下被扭曲与摧残的见证。

自我厌恶并非仅限于沦为悲惨命运的犹太人。事实上，那些与犹太人并无本质区别，甚至在某些方面更为优秀，却仅因对方是犹太人便对其开枪的纳粹分子，也有可能对自己的所作所为感到厌恶。例如，20世纪80年代参与光州事件的军人中，就有很多人因自己的行为而深感痛苦。这表明自我厌恶是一种在加害者和受害者身上都能体验到的情感。

愤怒有时会向内转，导致自我虐待，甚至发展为自我厌恶。这种自我厌恶，如同其他情感一样，既可能朝消极方向发展，也可能朝积极方向发展。在消极方面，它可能导致破坏和疯狂。当对自己的憎恶和厌恶情绪向外转移时，可能会引发一种想要破坏和消除一切的疯狂，或者产生一种重新开始的强迫感。最终，这种情绪可能导致包括自己在内的残忍屠杀行为。

当自我厌恶朝着积极的方向发展时，这种力量对个体的治疗和恢复具有决定性影响。自我厌恶的瞬间爆发可能摧毁个体长期以来对自身的过高评价。个体可能原本自认为是一个了不起的人，但随着自我厌恶的出现，逐渐意识到自己并非特别出色，甚至会感受到一种虚无感和挫折感。然而，这种虚无感和挫折感并非单纯的消极体验。当个体真正认识到自己的局限性和无价值时，反而能够重新审视周围的一切，真诚地接受那些曾经被忽视的事物。这种觉悟使个体认识到，世界上的一切都具有价值，而不仅仅是个体自身。

这种觉悟并非对生活的无价值感，而是一个重新发现一切价值的人生转折点。个体在认识到自己的渺小和不足后，反而能够以更加谦逊的态度面对生活，对所拥有的一切心怀感激。从宗教角度来看，这种积极的自我厌恶与基督教中承认自己是罪人、佛教中达到得道的境界有相似之处。它是一种通过自我反思和内在转变，实现心灵净化和自我救赎的过程。

积极的自我厌恶与实际存在的自觉之间存在共同点，这一现象可以通过现实主义代表小说加缪的《异乡人》来理解。在小说中，主人公莫尔索对母亲的去世没有特别的情感反应，他的行为和平时并无二致。在与朋友们去海边玩耍时，他因“太阳”而杀人，最终被判死刑。直到濒临死亡，莫尔索才真正意识到人类的实际存在，认识到世界上的所有事物都具有珍贵的意义，存在本身就是珍贵的。但这并不意味着他渴望生存而挣扎，相反，他接受了在剩余时间里最大限度地生活是自己的权利和义务。他看着通过监狱铁窗照耀的手掌大小的太阳，感到无比高兴，这正是他新认识的结果。

这种在所有意义消失的点上反向认识存在价值的过程，是实际存在的自觉。维克多·弗兰克尔（Viktor Frankl）在奥斯威辛集中营失去了所有生活理由，却依然生存下来，并开创了“意义治疗”（Logotherapy）这一实际存在主义心理治疗的新领域。从这个角度来看，纯粹的自我厌恶无异于实际存在。此外，人类变得最有人情味是从真正知道自己多么非人性的瞬间开始的。

因为悲伤才能接受和治愈丧失，对生活产生新的关心。另外，在接受丧失的同时，可以更明确、更清晰地感知丧失对象。因为只有能够容纳丧失，知觉才不会被理想的渴望所模糊。（杰弗里·格林伯格和弗雷德里克·米切尔，1999）[①]

在探讨自我厌恶与情感体验的关系时，可以从戏剧治疗的角度进行分析。自我厌恶中所经历的丧失是对自己全部存在的否定，即丧失了对自身存在价值的认同。这种情感状态在戏剧治疗中难以通过肯定的方式直接体验，因为其复杂性需要较高的心理成熟度，至少需要青少年以上的心理发展水平。此外，戏剧治疗的目标并非仅仅聚焦于自我厌恶，而是通过情感体验作为工具，帮助来访者寻找未来生活的力量。

从《蓝胡子》的故事中可以看出，愤怒与自我厌恶之间存在显著关联。愤怒情绪的经验可以在一定程度上帮助个体认识自我厌恶，因为两者在情感表现上有许多相似之处。然而，治疗过程中更重要的是引导个体经历与自我厌恶截然相反的情感——自爱。这种情感的转变有助于个体重新建立对自身的积极认知。奥斯卡·王尔德的《道林·格雷的画像》是一部同时体现自爱和自我厌恶的经典作品。内容大致如下。

画家贝吉尔·霍尔沃德为美丽的青年道林·格雷绘制了一幅完美的肖像画，准备在展览会上展出。然而，道林·格雷在与亨利勋爵的交往中逐渐堕落，他渴望永远保持青春和美貌，于是祈求肖像画能够代替自己承受岁月的痕迹。他费尽周折将画像带回了家，而画像似乎真的实现了他的愿望：道林始终保持青春和美貌，但肖像画却随着他

① 译者注：根据杰弗里·格林伯格和弗雷德里克·米切尔（1999）的观点，悲伤在心理治疗中具有重要意义。悲伤不仅是一种情感反应，更是一种治愈和接受丧失的必要过程。通过悲伤，个体能够重新建立对生活的关心，并在面对丧失时更加清晰地感知丧失对象。这种感知并非简单的认知，而是对丧失的深度接纳——只有当个体能够容纳丧失，其知觉才不会被理想的渴望所模糊。这一过程不仅有助于个体的心理恢复，还能使其在接纳丧失的同时，重新发现生活中的价值和意义。

的堕落变得越来越丑陋。

道林逐渐变得放荡不羁，最终导致女演员西比尔·贝恩因爱他而被迫自杀。当他回到家时，发现肖像画变得极其凶狠和丑恶，于是他决定将画像藏在阁楼里。但随着时间推移，道林害怕画像被发现，于是杀害了画家霍尔沃德，并遗弃了他的尸体。

被罪恶感折磨的道林陷入鸦片的麻醉中，深夜偷偷爬上阁楼查看肖像画，发现画像变得更加残忍和丑恶。他猜想如果自己做善事，画像或许可以恢复原貌，但尝试后画像却变得更加丑恶。绝望中，道林决定杀死画像，用刺向画家的刀刺向画像。

最终，佣人们发现阁楼里长着丑陋皱纹的老人被刀刺死，而旁边放着的则是年轻美丽的道林·格雷的肖像画。他的死亡使画像恢复了原来的面貌。

【案例：3–4】

以《道林·格雷的肖像》为蓝本，通过变形和结构化与前面同一团体进行单次程序作业。研究生日志整理如下：

1. 作业内容

（1）自我形象的创作与对比：在空间中选择自己喜欢的地方贴上画纸，首先画出自己最美丽的形象。完成后，回顾这一创作过程，并在同一空间中再画出自己变得丑陋的样子。通过这种对比，参与者可以直观地感受到自我形象的变化与内心冲突。

（2）想象最美的自己：参与者需想象自己在儿童、青少年以及成人时期最漂亮的样子。通过这一过程，参与者将自己置于“世界上最漂亮的孩子”的角色中，体验这种理想化的自我形象所带来的感受和心理变化。

（3）放纵生活的体验：参与者进一步想象自己开始放荡的生活，并体验这种生活方式所带来的变化。通过角色扮演和情境再现，参与者将探索放纵行为对自身形象和心理状态的影响。

（4）对不变形象的怀疑：在体验了放纵生活后，参与者需感受自己与周围人的不同，并第一次对自己始终不变的美丽形象产生怀疑。这一过程旨在引发参与者对自我认知的反思，以及对美的追求背后可能隐藏的孤独和异化感。

（5）对死亡的思考与表达：最后，参与者需思考并表达自己希望在何时、以何种方式死去。这一环节鼓励参与者深入探讨生命的意义和终结，以及这种思考如何影响他们对自我形象和生活选择的认知。

2. 作业日志

在进行《道林·格雷的肖像》变形结构化作业时，我选择了将画纸贴在正面镜子的中央位置，站立后发现该位置刚好达到合适的高度。我们决定通过这一设置共同扮演道林·格雷的角色，体验其在不同人生阶段的心理变化。

幼儿园时期：我收到了一个男孩的来信。我将信拿给老师看，老师说："是因为你很漂亮。"老师的称赞让我觉得自己是一个漂亮的孩子。我将信小心翼翼地放进口袋，带着一种炫耀的心理回到家。母亲问我信的内容，我期待她也能称赞我，于是将信递给她。不出所料，母亲也称赞了我，认为这封信是因为我的漂亮而收到的。这一经历让我在幼年时期就意识到自己的外貌所具有的价值。

青少年时期：在白色情人节那天，我收到了大量的糖果。为了故意炫耀，我表现得若无其事，没有立即吃掉。回到家后，我告诉家人这只是普通的礼物，但内心期待他们表现出羡慕或称赞我的人气。随后，我将糖果摆在客厅中，故意吸引家人的注意，然后走进房间。在镜子前，我仔细打扮自己，梳理头发并整理衣着，尤其注重服装的搭配。这一阶段，我开始意识到外貌和他人认可的重要性，并通过这些行为来强化自己的自我认知。

成人时期：我去见我的男朋友，并告诉他我们不要再见面了。尽管他曾经对我很好，但我已经不再喜欢与他相处。我告诉他，我们应该专注于学习，现在只想专心备考。他似乎受到了冲击，惊慌失措，但最终没有挽留我，只是静静地站着。我向他道歉，并说我们下次上大学时再见面。他虽然伤心，但明白我的决定，表示我们上大学后一定要再见面。我为自己做出这个无法肯定的承诺而感到内疚，但内心清楚这段关系已经结束。

在后续的情境中，我前往酒吧饮酒。在醉酒状态下，我要求男服务员与我一同饮酒，但他冷漠地拒绝并走开。我自言自语地辱骂他，带着不愉快的心情回家。到家后，有人等待着我，并提出一个交易：给予我永恒的美丽，代价是肖像画将代替我变老。我在镜子前凝视自己，想象着衰老的过程，最终同意了这个交易。

随后，我开始描绘一位最美丽的女性形象。由于绘画技巧不佳，我选择以剪影为主，描绘出一位长发、白皙皮肤、神秘且富有氛围感的女性形象。

在一次同学聚会中，朋友的孩子见到我后，直言我看起来很奇怪。周围的人都逐渐显露出岁月的痕迹，而我却毫无衰老的迹象。尽管内心有些不安，但我仍然为保持年轻而感到自豪。回到家后，我查看了我所描绘的肖像画，发现画中的皮肤变得浑浊，接近褐色，头发开始稀疏，皮肤松弛并出现皱纹。

在一次乘坐公共汽车时，一位奶奶要求我让座。环顾四周，我发现比我还年轻的20多岁的人以及与我同龄的人都坐在座位上。由于感到疲惫，我不愿意起身让座，奶奶因此责骂我是个没礼貌的人。我瞬间感到愤怒，带着不耐烦的情绪站了起来。

在接到朋友去世的通知后，我受到强烈的情感冲击，前往殡仪馆参加葬礼。其他朋友夫妇也一同来到殡仪馆。当我坐在朋友们中间时，周围那些妇人们总是注视着我，这种目光让我感到极度不适。我觉得自己仿佛并非人类，而是一个奇怪的生命体。回到家后，我再次查看那幅肖像画，发现画中的脸已经变黑，皱纹粗而深，头发蓬松且变成了灰白色。

随后，我继续描画这幅肖像。画中的脸上开始出现黑斑，头发变得稀疏且凌乱。尽管如此，我仍觉得画作尚未达到令人无法忍受的程度。我继续加重红斑和黑红色的皮肤、褶皱的皱纹和丑陋的头发，但仍然觉得不够。周围的人开始停下绘画，但我仍觉得不充分，因此继续创作。尽管最终画作仍显得不够充分，我还是结束了绘画，转身坐下。此时，我将画中人物的年龄设定为85岁，并被问及是否已经“死亡”或是否选择去死。我回答说自己要死，随后再次回头看了那幅肖像画。瞬间，眼泪哗哗地流了下来。尽管画作并不完美，但再次审视肖像画时，我仍然感到恶心和厌恶，内心充满了痛苦和悲伤。

我为何会如此哭泣？那是因为画中的人物也是我自己。我无法忍受这种丑恶的折磨，既不承认也不接受。我的眼泪并非对现实的接受，而是对这种丑恶的拒绝和否定。这种情感体验如同自我厌恶与自怜的循环。

回到家后，我再也没有打开过那幅肖像画，我仍然无法接受画中所呈现的自己。我深知，若接受了那样的形象，自己将变得十分可怜，因为我本身并非拥有帅气外貌的人。随着时间推移，我开始觉得那些眼泪是自我怜悯的表现，甚至觉得这种情绪显得有些寒酸。然而，过了一两天后，我感到稍微舒缓了一些，但仍然无法明确这种情绪的本质。

3. 作业评价

本次作业旨在通过绘画和角色扮演的方式，引导参与者经历从自爱到自我厌恶的情感转变，从而更深刻地理解自我认知的复杂性。然而，由于自我厌恶是一种难以直接体验的情感，自爱同样难以轻易实现。这两者往往会放大个体平时对自己的看法，因此与其他投射作业并行实施是行之有效的方法。通过绘画这一过程，参与者从多个角度审视自己，难以将自己视为最完美的存在。为了成为真正的道林·格雷，参与者从小开始，阶段性地扮演外貌出众的角色。起初，这一过程让参与者感到困难，但从幼儿园时期开始体验被他人称赞的愉悦后，他们逐渐享受成为受人喜爱的对象。成年后，参与者通过与喜欢自己的男朋友分手的场景，进一步探索自我陶醉的程度。如果能够若无其事地分手，则可能表现出过度自信，无法理解他人的痛苦。在这种状态下，参与者甚至无法产生自我厌恶的想法。

肖像画是自爱的结晶，参与者习惯于从他人的视线中感受到对自己的爱，却对其他陌生事物一无所知。然而，当参与者第一次通过朋友的孩子看到陌生的视线时，这种纯真的视角让成年人与童年的天真无邪相遇。这种纯真无法被克服，相比之下，其他一切显得污浊不堪，成为厌恶的对象。随着这种厌恶感的加剧，不安和恐惧逐渐加重。为了克服这些问题，参与者可能会表现出过度的愤怒，进而再次陷入挫折和自我厌恶的循环，随着这一过程的反复，形象变得愈发丑陋。

参与者最终表示，从自爱开始，经历自我厌恶后，自己选择了死亡。正如他本人所说，他根本无法接受自我厌恶。然而，在极端情况下流泪，并非因为自我厌恶，而是因为自我怜悯。也就是说，拒绝自我厌恶的自己变得可怜。随着时间的推移，参与者的心情逐渐平静，这并非因为自觉，而是通过眼泪间接承认了这一点。正如心理学中所指出的，“强烈的否定最终会产生肯定”。

在戏剧治疗中，面对自我厌恶的情感是较为艰难的时刻之一。这种情感本身极为沉重，而目睹来访者在其中挣扎也同样令人难以忽视。承认自我厌恶的存在往往需要经历多个阶段后才能实现。与《蓝胡子》相比，《道林·格雷的肖像》更适合用于此情境，因为道林的故事中蕴含了深刻的自爱，而这种自爱最终导致了自我厌恶的产生。

在治疗师的日志中，许多来访者在遭遇自我厌恶时会表现出极度的痛苦，甚至大哭大闹。自我厌恶可以被视为愤怒的最高阶段，人们往往试图回避它，因为它可能导致死亡，如自杀或谋杀。将如此强烈的厌恶和憎恶归咎于自己，而非外部因素，这绝非易事。这种情感只有在面对无法克服的死亡，如奥斯威辛的极端情境下，才变得具体而真实。因此，直面这种情感在很多方面与实际存在主义戏剧治疗相似。自我憎恶的情感在面对死亡时才成为具体的形象向我们走来。

这种情感之所以至关重要，是因为通过它，个体能够真正地去爱。正如前面所探讨的，自我厌恶的对立面是爱。一旦个体承认自己内在的丑恶，便不再有为自己着想的空间，而是将他人置于自身之前。因此，对于治疗师而言，这种情感的经验尤为珍贵，因为爱正是从这里开始生发。

四、爱

理解是指一起诞生（connaissance，c`est co–naissance）。[①]

——保罗·克洛德尔（Paul Claudel）

电影*Reign over Me*《从心开始》[②] 通过主人公查理（亚当·桑德勒饰）的故事，深刻地展现了创伤后应激障碍（PTSD）对个体心理和生活的深远影响。查理在“9·11”事件中失去了妻子、三个女儿和爱犬，这场灾难使他陷入了深度的创伤后应激障碍（PTSD），导致他闭上心扉，无法回忆起所有事情，并在挣扎中生活。他选择隐居在与家人曾共同生活过的房子里，过着孤寡的生活，家中一片混乱，厨房每两个月被拆改一次，象征着他内心的空虚和痛苦。

查理丧失的是无法恢复的，他的痛苦源于对亲人的思念和对过去的回忆。他试图通过逃避记忆来减轻痛苦，但内心的创伤却始终无法愈合。他的岳父岳母甚至拒绝见他，认为他不愿意携带死去女儿和孙女的照片是无耻的表现。这种不被理解的孤独进一步加剧了他的心理困境，他选择像幽灵一样生活，试图在陌生人中飘浮，以逃避过去的痛苦。

电影通过查理的故事探讨了创伤后应激障碍（PTSD）的复杂性，

① 译者注：保罗·克洛德尔（Paul Claudel）的这句话“理解是指一起诞生（connaissance，c'est co–naissance）”深刻地揭示了理解的本质。这句话强调了理解不仅仅是认知或知晓某件事物，而是一个与之共同成长、共同诞生的过程。理解不仅仅是被动的接受，而是一个主动的、参与性的过程，涉及与被理解对象的深度互动和共同体验。

② 电影*Reign Over Me*《从心开始》由麦克·宾德尔（Mike Binder）担任导演、编剧，亚当·桑德勒（Adam Sandler）和唐·钱德尔（Don Cheadle）主演的影片。该片于2007年3月23日在美国上映，同年8月24日在中国台湾上映。

以及个体在面对极端创伤时的心理变化。查理的痛苦不仅源于丧失，还源于他对自己创伤的清晰认知。这种认知使他的痛苦更加深刻，因为他无法通过逃避现实来缓解内心的创伤。影片最终通过艾伦的帮助和查理自身的努力，展现了治愈和希望的可能性。《从心开始》不仅是一部关于创伤和痛苦的电影，更是一部关于友谊、治愈和重新找回生活意义的作品。它通过查理的故事，揭示了创伤后应激障碍对个体生活的深远影响，以及在面对极端创伤时，个体如何通过支持和理解逐步走出阴影。

电影《从心开始》以一种平和而真实的方式讲述了一个关于创伤后应激障碍（PTSD）患者的故事，而非通过奇迹般的治愈来推动剧情。影片的焦点并非单纯集中在主人公查理（亚当·桑德勒饰）身上，而是更多地关注了他的大学同学艾伦（唐·钱德尔饰）。艾伦是一位成功的牙科医生，尽管事业有成，但他意识到自己的生活缺乏深度和意义。一次偶然的机会，艾伦在街头遇到了查理，两人重新建立了联系。随着相处时间的增加，艾伦逐渐了解到查理的困境，并开始努力帮助他走出心理阴影。

在一次与精神科医生的交流中，查理被告知“一定要对某人说出来”，这促使他向艾伦坦白了自己的经历。艾伦对查理的回应并非同情或怜悯，而是真诚的爱与支持。这种爱不仅源于他们之间的友谊，更因为艾伦深知查理所经历的痛苦。艾伦的爱和支持成为查理治愈心理障碍的起点，最终帮助他打开心扉，重新面对生活。影片的结局是积极的，但这种积极并非偶然，而是源于查理选择的生存方式以及艾伦的不懈努力。查理虽然选择了隐居，但并未完全切断与外界的联系，这为他与艾伦的相遇和后续的治愈提供了可能。通过艾伦的帮助，查理逐渐学会了面对自己的创伤，并在朋友的支持下重新找到了生活的意义。

在治疗实践中，爱是一种至关重要的元素。然而，由于“爱”这一概念常被赋予过多的幻想，导致在实际应用中，人们往往对其表现出吝啬。本质上，爱是一种关系的体现。在电影《从心开始》中，主人公查理离开家在外游荡，这或许是他无意识地寻求关注，发出“请爱我”的信号。而他的朋友艾伦总是主动与查理见面并交谈，这种行为同样是一种爱的表达。正是基于这种互动，原本并不亲近的两位室友重新建立了联系。

这种基于关系的爱会逐渐发展为关怀。关怀最初可能表现为“拥有更多的人”给予“拥有不足的人”，这种关系通常仅在父母抚养孩子时出现。然而，如果这种关系持续时间过长，爱的关系可能会破裂，因为爱本质上是相互的。在治疗现场，强调治疗师与患者之间的平等关系，正是基于这一原则。

在影片中，朋友与主人公之间的关系并非垂直的上下级关系，而是水平的、平等的。这种关系的形成部分得益于朋友的品性。他对主人公感到惋惜，但并不认为自己处于优势地位，他们之间纯粹是朋友关系。因此，他甚至没有意识到自己是否爱上了主人公。这种爱的水平关系可能连对爱本身的认识都尚未明确，但爱的结果是，朋友比其他任何人都能更深刻地理解主人公。朋友自然而然地知道主人公最需要的是什么：接受他原本的样子，不试图用其他东西来填补他的丧失，而是认可他原本的样子，同时依然存在于他身边。这种接纳与陪伴正是朋友的爱。

在探讨治疗师的理想姿态时，我们首先需要认识到，治疗师的核心角色并非仅仅是技术或知识的传递者，而是一个能够与患者建立深刻关系的人。在电影《从心开始》中，查理的朋友艾伦为我们提供了一个重要的启示。艾伦并非精神科医生，但他通过作为朋友与查理建立关系，逐渐给予他关心和时间。这种关系的建立可能最初源于艾伦自身对这种关系的需求，但在过程中，他却成为最能理解查理的人。他甚至扮演了查理的“发言人”，代替他向亲戚和社会呼吁，要求承认受伤的灵魂，并在社会上给予帮助。与此同时，艾伦在帮助查理的过程中，也意识到自己获得了多少支持和成长。

这种关系揭示了治疗师理想姿态的核心要素：爱。爱通常被认为是治疗师的重要资质，但它并不总是宏伟或戏剧性的。爱并非总是像罗密欧与朱丽叶那样，因彼此相爱而选择死亡。相反，爱是一种关系，是可以相互交换的。因此，我们对治疗师的期望不应过高，否则这个世界将无人能胜任这一角色。爱可以简单到是分享两颗糖果中的一颗；如果只有一颗，可以暂时保留，因为这是自己取得的。这种对爱的简单理解，正是治疗师与患者之间关系的基石。

在前面提到的“治疗师日志”中，当要求制作雕像时，自我厌恶的姿势大多是双手或双臂指向自己。然而，当被要求做出相反情感的雕像时，治疗师们大多采取了向外伸展双臂的姿势，其中许多人表示这是“爱”。这一现象表明，我们对爱的理解更多是给予，而非接受。也许所有伤口的底部都隐藏着对未被爱的记忆。因此，尽管我们渴望得到爱，梦想着理想的东西，但当我们真正表达爱时，我们往往会想起给予。这种对爱的理解，提醒我们在治疗实践中，爱的表达不应仅仅停留在接受，而应更多地体现在给予上。

《伊可和纳西索斯》是一个关于爱与自爱形成鲜明对比的希腊神话故事。纳西索斯是被爱的对象，同时也是自爱的象征人物。由于他只爱自己，最终被神惩罚，被自己在池塘中的倒影迷住，最终因无法摆脱对自身的痴迷而坠入池塘死去。在他死去的地方，绽放了一株水仙花，其花语包括“自爱”“自满”和“高洁”等。与此同时，伊可则代表了对爱情的渴望和无法实现的爱。她不求任何回报，只希望得到所爱之人的关注。通过将这个故事戏剧化并体验，可以检验个体对爱的状态，即如何去爱别人，以及如何从他人那里得到爱。

《伊可和纳西索斯》的故事剧情如下：

伊可是森林精灵中最美丽、最活泼的姑娘，唯一的缺点是话太多。一天，赫拉询问丈夫宙斯的去向，伊可无意中回答了她，因此受到赫拉的惩罚：“唠叨的你从现在开始只能跟着别人说话。”此后，伊可无法按自己的意愿说话，只能重复对方的话语。起初，她的朋友们觉得她可怜，但随着时间推移，他们因她只是模仿或重复自己的话而渐渐厌倦，最终与她疏远。伊可最终独自生活，即使走到她喜欢的纳西索斯面前，也无法搭话，只能成为孤身一人。

另一方面，复仇女神内梅斯对美少年纳西索斯的冷漠和对其他人的爱的拒绝感到愤怒，于是对他施加了诅咒："你将一辈子只爱你自己。"纳西索斯本就冷漠，受诅咒后变得更加严重。一天，他偶然看到自己映在水中的样子，被迷住，不知那是自己而坠入爱河，昼夜不离，只盯着水中的自己。

伊可在一旁徘徊，面对毫不理睬自己的纳西索斯，感到伤心和羞愧，最终走进了无人问津的洞穴。她在洞穴里不吃不喝，最终只剩下声音，化作了回声。纳西索斯也未能离开那个位置，最终死去。他死去的地方开出了水仙花，象征着自爱、自满和高洁。

【案例：3–5】

1. 作业内容

（1）成为活泼的伊可：体验伊可作为森林精灵中最美丽、最活泼的姑娘的状态。通过角色扮演，感受她的自由与活力，以及她对生活的热爱和对朋友的关怀。

（2）被赫拉女神惩罚后渐渐被疏远：感受伊可在被赫拉女神惩罚后，只能重复他人话语，逐渐被朋友们疏远的过程。通过这一环节，参与者将体验到因失去自主性而带来的孤独与无助，以及被他人误解的痛苦。

（3）接近纳西索斯：尝试接近纳西索斯，体验伊可虽然心动却无法直接表达的情感。通过这一过程，参与者将感受到单相思的无奈与渴望，以及因无法沟通而产生的内心挣扎。

（4）成为帅气的纳西索斯：扮演纳西索斯，体验他作为美少年的自信与冷漠。通过这一角色扮演，参与者将感受到纳西索斯的自我陶醉以及对他人情感的忽视，从而理解自爱的极端表现。

（5）迷恋在莲花池中映照出的样子：扮演纳西索斯，体验他被自己在莲花池中的倒影迷住，昼夜不离的情感。通过这一环节，参与者将深入探索自恋的极端形式及其带来的心理困境。

（6）与伊可相遇：扮演纳西索斯，体验与伊可的相遇，尽管他对伊可毫不理睬。通过这一情境，参与者将感受到纳西索斯的冷漠与伊可的渴望之间的鲜明对比，从而理解两者之间的心理距离。

（7）成为自己想要的角色，迎接死亡：选择扮演伊可或纳西索斯，体验他们最终的结局。伊可化作回声，纳西索斯死去，水仙花盛开。通过这一环节，参与者将反思两个角色的命运，理解爱与自爱的极端后果。

通过上述作业内容，参与者将通过角色扮演和情境体验，深入理解《伊可和纳西索斯》故事中爱与自爱的复杂关系，以及这种关系对个体心理和行为的影响。

2. 作业日志

我们围坐成一圈，治疗师简略地介绍了伊可和纳西索斯的神话故事。尽管没有特别的热身环节，但治疗师引导的简单交谈让我感到放松，这种交流本身似乎起到了热身的作用，迅速缓解了我内心的僵硬与紧张。活动初期，我经历了一段短暂的情绪波动。在尝试进入角色时，我突然感到一种难以言喻的悲伤，甚至流下了眼泪。这种情绪的爆发让我感到困惑，我的心情瞬间低落，甚至开始怀疑自己是否能够顺利融入角色。然而，当真正开始扮演伊可时，我逐渐感受到一种奇妙的变化。随着角色扮演的深入，我逐渐变得活泼开朗，仿佛从某个时刻起，我已经完全融入了伊可这一角色。我的脚步变得轻盈，甚至不由自主地哼起了歌。尽管我短暂地怀疑自己是否出现了躁郁症状，但这种怀疑很快便消失了。我所扮演的伊可是一个充满活力且淘气的精灵，她的行为充满了童趣，甚至让人难以分辨其性别。

我实际上是一名女性，但伊可却是一个接近少年的孩童形象。作为仙女，伊可拥有的能力是能够操控自然的力量。尽管她担心自己的存在被孩子们发现，总是远远地观望，但心情愉悦的她瞬间让爬山虎藤蔓生长，束缚了孩子们的脚。这一行为让我忍不住笑出声，但我也意识到独自欣赏这一幕有些可惜。这一天对我来说相当疲惫，但我计划在第二天将事情闹得更大一些。

治疗师要求我思考一下，如果明天有一个喜欢伊可并跟随她的孩子，我会和这个孩子一起做什么。回忆起那个一直关注我的孩子并不难，但我不太喜欢这个孩子，这让我有些愧疚。第二天，我叫来了那个在街上一直注视着我的孩子，让他整天跟在自己身后，并要求他模仿我的行动。因为善良而稍逊一筹的男精灵，昨天像少女一样行动的我好像是女精灵。

我们摆脱了伊可的角色，转变为纳西索斯。参与者们站成一排，面对池塘中的倒影，从自己的外貌中寻找美丽之处。对我而言，刚生完孩子后，头发蓬松、面容憔悴的脸庞最先映入眼帘。然而，随着投入其中，我开始寻找自己的美丽。尽管身材并不完美，但我的胳膊和腿部比例还算均衡，笑时圆润的眼睛也显得格外迷人。回忆起20多岁时好友曾称赞我的"百万微笑"，我最终选择了酒窝和微笑作为自己最大的美丽特征。

在精灵们居住的树林中，我缓缓地转了一圈，感受着周围的目光。我露出最大的魅力 —— 微笑，再次回到池塘边审视自己。这一次，我的视线停留在脸上，选择了微笑时显得圆润的眼睛和家族特有的、微笑时变得尖锐的下巴作为第二个美丽特征。当我再次环顾周围的人群时，我发现自己比以前更加自信，游刃有余。

随后，我们围坐成一圈，重新扮演爱唠叨的伊可。在赫拉女神面前，大家叽叽喳喳地讲述各自的故事，为一天中发生的事情争吵不休。赫拉女神突然大发雷霆，这是我第一次也是最后一次见证她的威严与可怕。面对莫名其妙地瑟瑟发抖的我，赫拉女神施加了严厉的惩罚：我从此失去了说话的能力，只能模仿他人发出的声音。

起初，我认为赫拉女神为这样一件小事发怒是不合理的，但面对她的威严，我不得不跪在她面前。事实上，我别无选择 —— 我只是一个精灵，而她是神。在追究公正与合理性之前，尽快平息神的怒火、解除对我的诅咒似乎才是当务之急。然而，女神的愤怒比想象中更强烈，她的决定也更快。我瞬间变成了哑巴，这是我从未想过的事情。连眼泪都无法流出，我渐渐退缩到角落里，面对墙壁坐下，思考如何接受这种状况。然而，这几乎是不可能的。我只是成为女神情绪的牺牲品，接受这一现实对我来说极为困难。

我扮演了伊可，尝试接近纳西索斯。由于被赫拉女神诅咒，我失去了语言能力，只能重复他人的话语。这种失去自主性的状态让我感到自己不再有资格接近纳西索斯 —— 一个沉浸在自我欣赏中的美少年。我作为回声，只能跟随他人说话，这种无力感进一步削弱了我的自信。我用纸遮住脸，小心翼翼地靠近纳西索斯。他完全沉浸在池塘中自己的倒影里，而我则被这样的他所吸引。我的第一个目标是让他意识到我的存在并与我交流。然而，纳西索斯对我的接近感到厌恶，他命令我走开、离开、滚开。他的每一句话都在否定我的存在，而我的嘴却不由自主地重复着他的话。尽管这是我的嘴，但已经脱离了我的控制，这种无力感让我倍感折磨。我不想给心爱的人带来更多的负担，但我也无法离开他。我无法想象没有他的生活。我越是爱慕他，他的冷遇和蔑视就越严重。我在他激烈要求离开的周围徘徊，对于无法离开的我来说，剩下的选择似乎只剩下默默忍受。

在一次回望中，我注意到纳西索斯所注视的池塘中映出的美丽女人。我被这个女人深深吸引，决心要赢得她的心。我不知道她是否对我有好感，或许正是这种不确定性让她更具魅力。我尽量郑重而明确地向她表明我的存在，并询问她的名字，但她却默不作声。我无法读懂她的心思，只能在池塘边徘徊，沉浸在对她的迷恋中。就在这时，一个陌生女人出现在我身边。她也很漂亮，似乎对我有某种需求，甚至有话要说，但我们之间无法沟通。我猜测她可能患有自闭症或智力障碍，于是决定帮助她回家。尽管我担心池塘边那个沉迷于自己倒影的女人会离开，但我发现自己无法忽视这个木讷女孩的请求。

在伊可的情境中，她对纳西索斯的单恋愈发浓烈，却始终得不到对方的回应，这使她陷入了深深的困惑与挣扎。伊可思索着自己究竟能为纳西索斯做些什么，以及该如何去做。她自认为是精灵中最为擅长言辞的存在，若仅能说一句话，那便是满怀诚挚地呼唤赫拉女神，双膝跪地，虔诚地进行祈祷，祈求赫拉女神能够宽恕自己的过错，并将话语重新赐予自己。伊可坚信，一旦自己能够重新开口，凭借其卓越的口才，定能说服纳西索斯，使其爱上自己。然而，赫拉女神对伊可的恳切祈祷毫无回应，沉默不语。无奈之下，伊可只得转而向宙斯神求助，试图向这位众神之神告发赫拉女神的冷漠。她向宙斯神诉说自己作为可怜的牺牲品，是如何怀着满心的诚挚进行祈祷的，但宙斯神同样选择了沉默。

面对神明们的冷漠，伊可只能依靠自己。她拿起魔法笔来为自己辩护。此前，魔法于伊可而言不过是一种简单的游戏，但在这一刻，它却成为她表达自我的语言。伊可将树林中晶莹剔透的露水涂抹在魔法笔的触角上，又蘸上自己刺破手指流出的鲜血，在纸上写下了留给纳西索斯的最后一封信。这封信很可能成为她的遗书。此时的伊可，因相思之苦而彻底失去了食欲，绝望地丧失了对生活的希望，再无活下去的念头。她不愿成为纳西索斯的负担，认为自己除了像演戏一般悄然消失，已别无他法。

亲爱的纳西索斯：

我是精灵伊可。自第一次目睹你那迷人的风采，我便不由自主地对你产生了深深的迷恋……（此处省略部分内容）

在这封信中，我倾注了满腔的爱慕之情，以及内心所承受的委屈与挣扎。我试图通过文字来展现自己的魅力，渴望你能真正了解我，感受到我的真诚与执着。然而，在写完这封信后，我感到无比的疲惫与沮丧，仿佛自己正走向因废寝忘食而导致的死亡之路。但即便如此，我也不再畏惧死亡。此刻，我只想将这份真挚的情感毫无保留地传达给你，期待你能感受到我的真心。

3. 作业评价

在人类的生活体验中，除了生与死这两个终极命题之外，爱无疑是至关重要的元素之一。爱在人生中的价值超越了许多其他事物，这一观点在戏剧治疗的实践中得到了充分的印证。参与戏剧治疗的个体往往比常人更强烈地渴望获得爱。因此，在开展戏剧治疗活动之前，我们通常会安排一个热身环节，让大家相互分享，营造一个舒适、温馨的氛围，使参与者能够在这一特定空间内深切地感受到爱的包围。这便是热身活动的核心目的。

这种对爱的渴求同样在角色扮演的过程中得以体现。无论采用何种故事作为蓝本，参与者若想恰到好处地诠释角色，首要前提便是拥有被充分爱抚的经历，扮演该人物的身份。唯有如此，他们才能自然而然地以类似角色的方式行动。例如，在先前扮演道林·格雷这一角色时，多次重现其受到观众喜爱的场景，正是为了使演员能够更精准地贴近角色的内心世界。被爱能够赋予我们自足之感，因此，在戏剧创作与表演的过程中，以爱为主题开展活动是极为有益的。此类活动不仅对诊断参与者的心灵状态具有重要意义，而且当个体确认自己被爱时，会极大地激发其自发性以及自我治愈的强烈欲望。以爱为素材的故事在文学宝库中俯拾皆是，其中一些作品中出现了无条件奉献爱的角色，如《毫无保留地给予的树》《皮诺曹》等。这些故事因其深刻地展现了爱的力量与美好，尤其能够引发读者的强烈共鸣与满足感。

该参与者在日常表现中常呈现出一种淘气的特质，但在某些瞬间，他会冲动地流泪，随后又迅速恢复，咧嘴大笑，仿佛什么都没有发生。在一次活动中，他因不明原因感到十分痛苦，从分享环节开始便泪流不止。幸运的是，在众人的陪伴与支持下，他的情绪逐渐舒缓，最终变得自在舒适。这种情绪的起伏或许使他在扮演伊可与纳西索斯这两个角色时显得较为得心应手。然而，实际上他在某一瞬间突然崩溃。当参与者扮演的伊可遭受惩罚时，其先前所呈现的精灵形象瞬间崩塌，转变为一个充满委屈与不合理情绪的存在。对于纳西索斯这一角色而言，情况亦是如此。起初，参与者能够很好地沉浸在纳西索斯那陶醉于自身魅力的状态中，但随着伊可角色的介入，他将注意力完全转移到伊可身上，最终在伊可提出要送纳西索斯回家时，离开了池塘这一核心场景。这一系列戏剧行动真实地反映出，尽管参与者具有一定的自尊心，但在自爱方面却显得较为薄弱。

通过这种方式，即先对角色进行一定程度的消化理解，再投入剧情活动，参与者能够自然而然地展露出自己真实的内在面貌。在这一戏剧性的投射过程中，众多参与者往往会经历自我认知的深化。尤其是伊可与纳西索斯这两个人物，他们均拥有出众的外貌，自信满满且傲气十足。此外，这两个角色还体现了人们日常生活中较少体验到的属性，即自爱与单恋的极致状态。因此，在初期的戏剧作业中，对这两个角色的扮演需要更为细致入微，以确保参与者能够精准地把握角色特质，进而更好地通过角色投射实现自我探索与认知。

在治疗过程中，治疗师需格外留意的关键点在于避免以自身主观视角去评判参与者。从治疗作业的起始至终结，治疗师都应从参与者的立场出发，细致入微地观察其行为举止，并着重关注参与者与以往相比所呈现出的差异之处。治疗师应当秉持积极的态度去看待参与者，关注其成长与变化，而非单纯聚焦于问题行为。

对于该参与者而言，其表现出的问题性行为主要体现在两个方面：一是在扮演伊可遭受惩罚时发生的突兀变化，二是扮演纳西索斯时因无法集中精神而被他人牵制的情况。然而，考虑到该参与者本身具有信徒身份，相较于其他人更不擅长表达愤怒情绪，且本质上是一个善良之人，因此并无显著问题需要特别指出。其最为突出的情感问题是委屈感。由于自身遭受不合理惩罚的受害者意识过于强烈，从而对所有行为都产生了负面影响。因此，与其费尽心机去追求真正的爱，她更倾向于为自我照顾而努力挣扎。但她亟须增强自信心。她所展现出的爱是渴望获得关怀与认可，却在两者之间徘徊不定，常常对自己的角色扮演缺乏信心。但这并不代表她完全没有自信。

在关怀与认可这两者之中，首要任务是满足个体对自身认可的需求。只有首先增强对自己的确信与信任，建立起坚实的自尊感，个体在向他人施予关怀时，才能够真正传递出力量，并满怀期待地见证他人的积极变化。

以一位深陷婚姻困境的主妇为例，她平日里自认为能够理解并深爱着自己的丈夫，然而丈夫却未能给予她相应的回应。同时，她也毫不吝啬地将爱倾注于正处于青少年时期的孩子们身上，但孩子们似乎并未察觉。在参与完伊可与纳西索斯的戏剧表演之后，她才惊觉自己实际上并未真正关注他人。原本她以为自己是那个默默付出、渴望被爱的伊可，但在扮演纳西索斯这一角色的过程中，她却感到异常舒适与自然，仿佛真的成为那个人。她之所以会对自己做出这样的评价，一方面固然是因为扮演纳西索斯这一角色对她而言更为得心应手，但更为关键的是，在同时扮演这两个角色的过程中，她正确认识到了自己在不经意间所展现出的行为以及当时的真实感受。这位平日里常因忧郁与无力感而陷入悲伤的主妇，在戏剧的世界里专注于自我，感受到了前所未有的喜悦。

当个体能够在一定程度上通过爱来解决自身问题，并且更为自然地体验到这种情感时，这可以被视为其正在逐步恢复的积极信号，也是个体走向成熟的显著标志。

五、利他的悲伤

盖尔达流下了热泪。眼泪掉进凯伊的心里，渗入心脏，融化了冰块，清洗掉了和冰块在一起的玻璃碎片。①

——节选自安徒生童话《冰雪女王》

在感情模型戏剧治疗的最后阶段，核心目标是检验来访者是否真正找到了面向未来生活的力量。能够确认这一点的适当情感包括希望、爱以及利他的悲伤。其中，利他的悲伤尤为重要，因为它本身就

① 译者注：这段文字描绘了安徒生童话《冰雪女王》中一个充满温情与力量的场景。盖尔达因对凯伊的深切情感与担忧，流下了滚烫的热泪。这些眼泪并非普通的泪水，它们蕴含着爱与勇气的力量。当眼泪滴落进凯伊的心脏，不仅渗入其中，更发挥出了神奇的效用。

蕴含了希望和爱。为他人而非自己流泪，本质上源于内心的爱，而被帮助的人因此能够怀抱希望。利他的悲伤中蕴藏着如此积极的力量，它不仅体现了对他人的深刻共情，还为个体提供了恢复和成长的契机。此外，如果一个原本只接受帮助的患者现在有了力量去帮助他人，这便是其恢复健康的决定性证据。最佳的治疗和恢复方式是一起感受他人的痛苦并提供帮助，这种过程不仅促进了个体的情感成长，也为社会关系的修复和深化提供了可能。

然而，除了自己之外，真心为他人哭泣并给予必要的帮助并非易事。虽然我们可能能够共同感受他人的痛苦，并在一定程度上提供帮助，但究竟能为他人牺牲到什么程度，这仍然是一个值得深思的问题。此外，如果所提供的帮助还不够，我们对此又该如何看待？通常，人们认为帮助他人是简单的，因此总是误以为只要下定决心就能做到。但真正的帮助绝非易事。为此，首先需要做好心理准备。这份准备就是能够为他人伸出援手的心，拥有宽广的胸怀和爱。在这方面，《幸福的王子》的故事具有非常适合用来经历利他性悲伤的结构。

以下是《幸福的王子》的故事梗概：

在一个国家里，诞生了一位备受国王、王后以及全国人民宠爱的王子。他自幼在无忧无虑的环境中成长，从未经历过悲伤与痛苦。人们见了他便觉得幸福，因此称他为“幸福的王子”。王子在幸福中度过了一生，直至去世。为了纪念他，全国人民将他铸造成一座精美的铜像，全身镶嵌着各种宝石，并将其竖立在能够俯瞰整个国家的高处。

起初，人们纷纷前来瞻仰铜像，以表达对王子的怀念与敬意。然而，随着时间的流逝，人们逐渐淡忘了这位王子，甚至连铜像的存在都忘却了。原本华丽的铜像也因风吹雨打而变得破旧不堪，无人问津。

某一天，一只正准备飞往南方过冬的燕子，停在了铜像的脚背上准备休息。突然，它感到雨点落在身上，抬头一看却发现天空晴朗，并未下雨。仔细观察后，燕子发现原来是王子的铜像在流泪。燕子好奇地询问王子为何哭泣，王子回答说："在我活着的时候，我不知道悲伤或痛苦为何物，我只觉得幸福。但当我死后站在这里，我看到了世间太多的苦难与疾病，这让我感到无比悲伤。燕子，你能帮我吗?"燕子被王子的善良与悲悯之心所打动，决定在前往南方之前帮助王子。

于是，燕子开始将镶嵌在王子铜像上的宝石一一取出，分别送给那些需要帮助的人们。它将宝石送给了照顾生病孩子的母亲、贫困的少女以及其他许多处于困境中的人。随着宝石的赠出，王子的铜像变得越来越朴素，最终什么装饰都没有了。

在寒冷的冬天，燕子因帮助王子而耗尽了体力，不幸去世。与此同时，王子的心脏也从铜像上掉落下来。人们发现了这一幕，深受感动，决定重新建造铜像，并将死去的燕子一同铸进铜像中，让它栖息在王子的肩膀上。王子和燕子的灵魂升入天国，在那里，他们永远幸福地生活在一起。

【案例：3–6】

1. 作业内容

（1）自我幸福状态的审视：参与者首先需要审视自己当前的幸福状态，反思自身对幸福的感受和理解。这一过程可以帮助参与者建立对幸福的个人认知，为后续的角色扮演和情感体验奠定基础。

（2）幸福王子年龄的思考：参与者需思考幸福王子的年龄，探讨这一设定如何影响王子的性格和行为。通过分析王子的年龄背景，参与者可以更深入地理解王子在故事中的角色定位，以及他为何在生前未曾体验过悲伤与痛苦。

（3）幸福王子角色扮演的尝试：参与者尝试扮演幸福王子，通过角色扮演体验王子的内心世界。这一环节不仅要求参与者模拟王子的行为，还需深入感受王子的情感变化，特别是王子死后看到世间苦难时的悲悯与渴望帮助他人的心情。

（4）铜像位置与模样的想象：参与者需想象幸福王子铜像的位置和模样，思考铜像的高处俯瞰视角如何影响王子对世界的认知。这一环节帮助参与者理解王子从高处俯瞰人间苦难时的心理变化，以及这种视角如何激发他的同情心。

（5）铜像状态下欲帮助之人的确定：在铜像的状态下，参与者需确定王子想要帮助的具体对象。这一环节要求参与者从王子的视角出发，选择那些处于困境中的人们，并思考如何通过王子的能力（如铜像上的宝石）为他们提供帮助。这一过程不仅锻炼参与者的共情能力，还帮助他们理解利他行为的意义。

（6）实际戏剧实践：参与者将通过实际的戏剧表演，将上述思考和体验融入表演中。这一环节要求参与者将角色扮演与情感体验相结合，通过戏剧的形式展现王子的故事，同时表达自己对幸福、痛苦和利他的理解。通过戏剧实践，参与者能够更深刻地体会到故事中的情感和主题，进一步促进自我反思和情感成长。

2. 作业日志

在静卧沉思中，我反思了自身的幸福感。过去，我对“幸福”这一概念的感知较为直接与简单，会毫不犹豫地宣称自己感到幸福。然而，随着岁月的沉淀与经历的丰富，如今我在思考幸福时会涉及诸多层面，难以迅速得出确切答案。但这种深度的思考过程本身，似乎使我对幸福的理解更为深刻，也更接近于真正的幸福状态。

进一步思索幸福地离世的理想年龄，若以王子的身份来考量，6岁或许是一个可能的答案。在这个年纪，我作为王子所珍藏的三个幸福记忆都极为质朴而纯粹：一是母亲在花丛中欣赏花朵的宁静画面；二是与父亲一同欢笑、共同沐浴嬉水的欢乐时刻；三是躺在温暖柔软的床上，依偎在父母中间安然入睡的温馨场景。这些记忆构成了我心中幸福的基石。

设想自己离世后，化作一尊铜像伫立于一个宽阔的广场中央。参与这场戏剧活动的人们分成不同小组，一部分人扮演铜像，另一部分